「年齢とともにヤセにくくなった」と思う人ほど成功する

食事10割で代謝を上げる

運動指導者 森拓郎

40歳以降のダイエットには、
〝大きな挫折点〟があります。それは、

年を取ったら、昔のように
体重が落ちなくなった

という点です。
そして、みんな口を揃えていいます。

年を取って代謝が下がった

と。

炭水化物を抜いてみたり、
スポーツジムに通い始めたりしてみたものの、
ある朝、体重計に乗ってみると……

え！
こんなに頑張ってるのに、
ダイエットしていない頃と
ほとんど変わっていない!?

なんて、努力とガマンが数字に結びついていなくてガックリ。
年を取って〝代謝が下がる〟という〝足かせ〟ができたことに
ショックを受けるのです。

ですが、ちょっと待ってください。

それって、**体重を落とそう**という努力

はしたかもしれませんが、

代謝を上げる努力

が抜け落ちていませんでしたか？

そもそも**年齢とともに代謝は落ちる。**

それはもう上げることはできないという考えは

大間違いです。

「代謝を上げる食事」とは、
体に不必要なカロリーを抜くのではなく、
体に必要な栄養素を入れること。

「引き算」ではなく「足し算」が基本です。

みなさんが行いがちな「食事制限」とは、
それ自体が「代謝を下げる」行為であり、
あなたをヤセにくくさせている原因は、そこにあるのです。

代謝を上げる食事10カ条

①
食事の50%をたんぱく質主体に

②
唾液はヤセエキスの泉。食べものは噛みまくれ！

③
卵は青天井で摂って良し！

④
加工食品のエセヘルシーさにだまされない

はじめに

なぜ、人は年を取るほどにヤセにくくなるのか?

なんだか以前よりヤセづらくなってきた。乾燥や肌荒れ、たるみなどの肌の衰えを感じる。体調を崩しやすくなった。疲れやすい……。私たちは年を重ねるごとに老化というものを感じざるを得ません。

この老化と強く関連しているのが「代謝」です。

代謝とは、体内で起こる一連の営みのことをいいます。代謝を行っている際に私たちは食事などから得たエネルギーを使ったり、蓄えたり、すでにもっている体内のエネルギーや体内酵素を使って化学反応を起こして、筋肉や内臓を動かしたり、ホルモンを出したりして生命活動を行っています。

例えば、ダイエットを始めて食事を減らしてみたり、何かの運動をしてみたりするとします。

若いときはちょっと調整すれば思ったとおりの体重になったのに、いまはなんだかそうはいかない。これは代謝が落ちたからだ、ということになります。

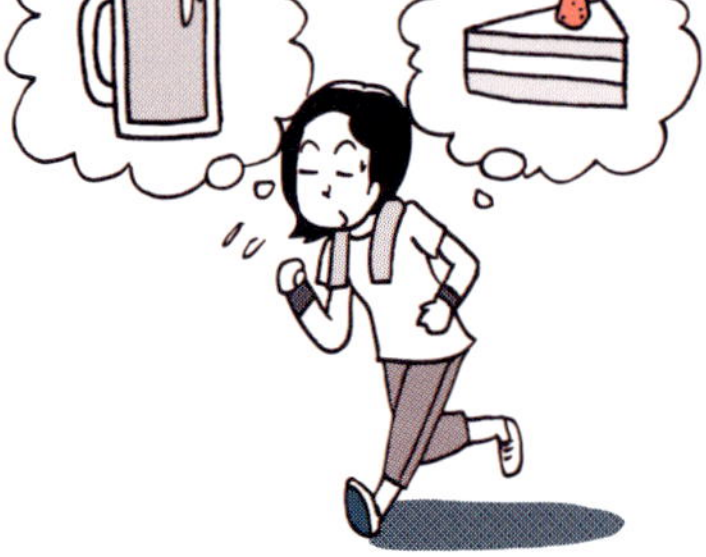

20代くらいまでは、日々運動不足でも筋肉が落ちる割合は少なく、体内も栄養で充満していますし、ホルモンなどもしっかり分泌されて、思ったような効果が出やすいのです。ところが40代、50代となるとそうもいきません。

ただし、「若ければ大丈夫！」と油断するのも、実は甘いといわざるを得ません。最近では、ダイエットを意識してまともな食事を摂らない女性が増えました。甘いものやジャンクフードなどの栄養価の低いものは食べるのに、肉や魚などの栄養価の高いものはあまり積極的に食べない傾向にあります。

摂取カロリーが少ないうえに必要な栄養素は摂取できていないから、ヤセているけど筋肉の少ない、いわゆる隠れ肥満が増えてきています。

隠れ肥満タイプに多いのが、むくみがひどく足首のないサリーちゃんのような脚や、手足は細くても位下腹ポッコリといったアンバランスな体型。また、冷え性や便秘、貧血、生理不順、無月経、不妊などの問題を抱えている人も少なくありません。

これらの問題を抱えたまま年を取っていくと、更年期障害や生活習慣病、末には認知症などのリスクも高まってくるでしょう。

ただ体重を落とすということだけに着目すると、不健康に筋肉や体内の水分が落ちていることもポジティブに捉えてしまうため、どんどん体重が落ち

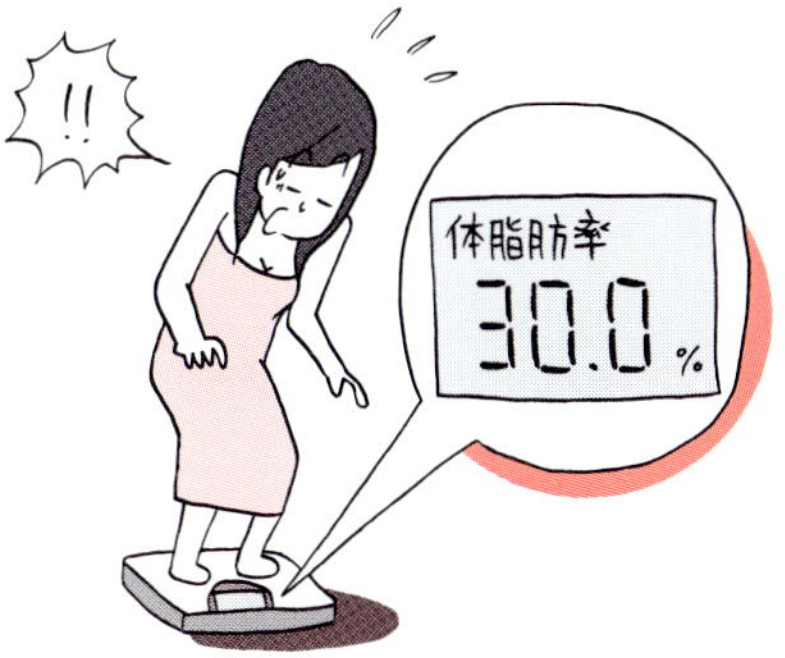

ていくことは良いことだと勘違いしがちです。

ただし、それはヤセたといっても「やつれている」ということと同じで、身体の不調を招いていることになります。体重計の数字がみるみる落ちていくことが嬉しくなり、食べる量をどんどん減らした結果、拒食症になってしまった、などということは避けたいものです。

本来の「健康的にヤセる」というのは、筋肉や体水分はできるだけ落とさずにムダな体脂肪だけを削っていくことです。みるみる体重が落ちていくということは、栄養不足を疑うべきではないでしょうか。

本書の『食事10割で代謝を上げる』を実行すると、最初の1～2週間で体重が2kg前後スルッと落ちる人が多いと思います。これで味をしめた人は、そのあとも同じようにどんどん体重が落ちると勘違いしてしまいがちです。

「最初は2kgぐらいスッと落ちたのに、それからは停滞してしまって……」。これは当たり前のことで、不要な老廃物であるむくみが落ちたからです。体脂肪が落ちたのではありません。

むくみとはそもそも老廃物が滞った状態ですから、代謝が悪くて溜まってしまっていたものです。

これが代謝が良くなったことで排出され、そのぶんの重さが落ちたにすぎ

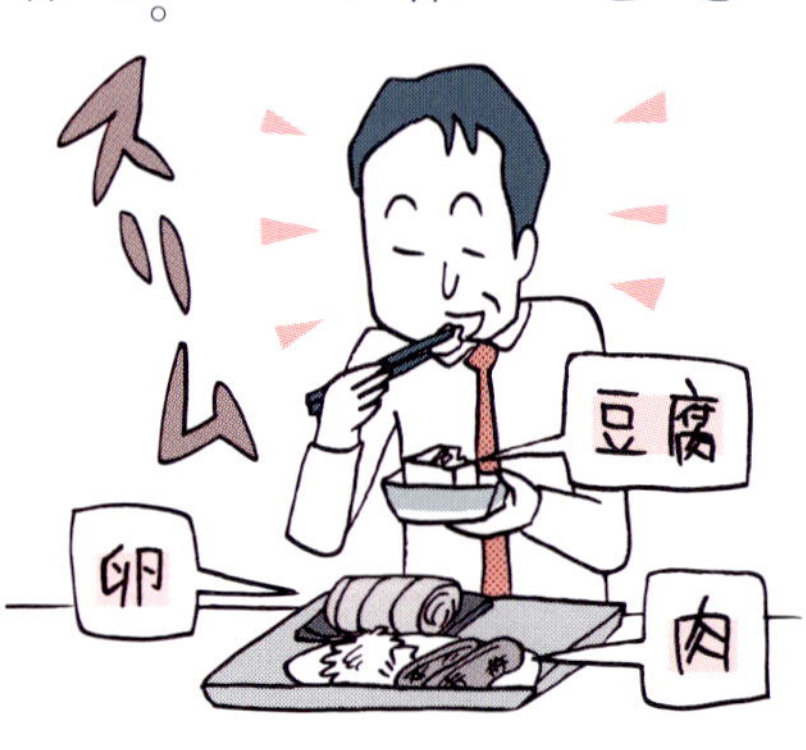

ません。つまり、やっと体脂肪が落ちる準備が整ったということ。

体脂肪は1kgあたり7200キロカロリーですから、毎日250キロカロリー程度の赤字をつくり続けることでジワジワと1か月に1kg程度を落としていくのがムリのない方法です。たとえペースが速くても、1か月で落とすペースは体重の5%程度までが現実的。それ以上落ちている場合は筋肉と必要な水分まで落ちている可能性が高いのです。

また、代謝が上がってきても、思ったように体重が変動しない場合があります。それは筋肉が少なかった人は筋肉が増えていたりする場合もありますし、人によってはそれが健康な適正体重である場合もあります。

理想がもっとヤセた状態にあるという場合は、健康を保ったうえで食事量を調整することも視野に入れる必要があります。

もちろん、そのような減量は、しっかりと代謝を上げた状態で、かつムリのない範囲で行えばまったく問題はありません。

本書は、このように食事を上手くコントロールし、ただヤセるだけでなく、体内の機能をアップさせ、自在にスタイルをコントロールできるようになることを目指す内容となっております。

2015年8月　森 拓郎

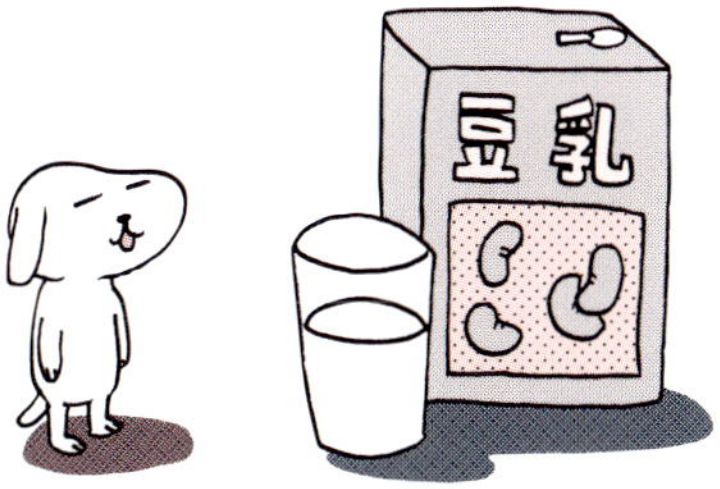

CONTENTS

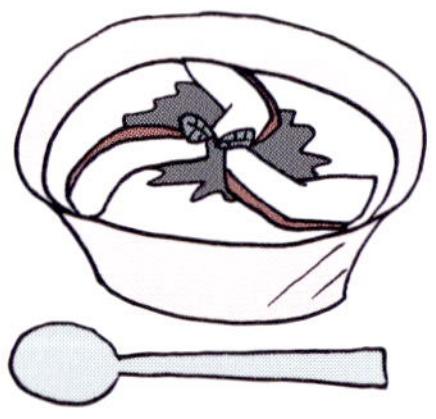

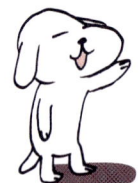

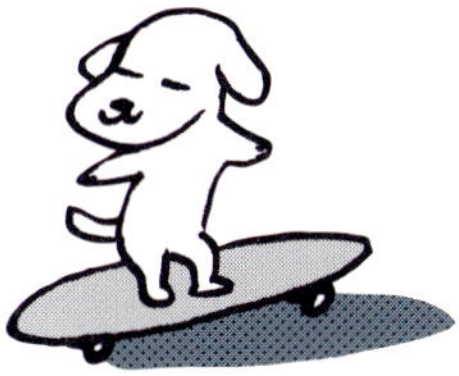

2章 代謝を上げる食事10カ条 39

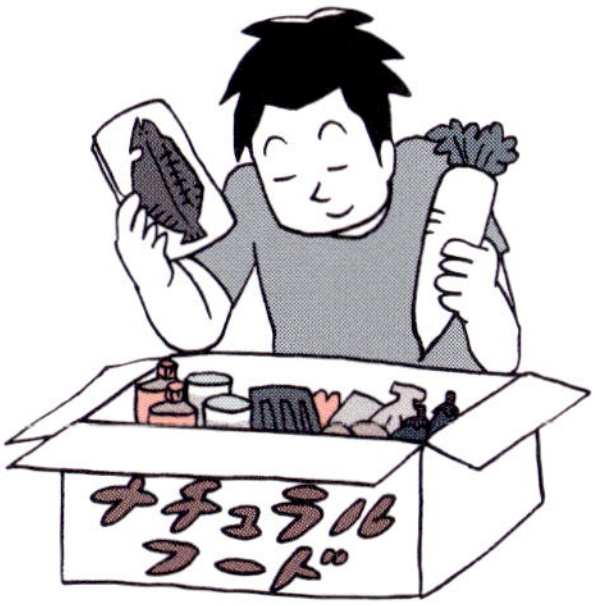

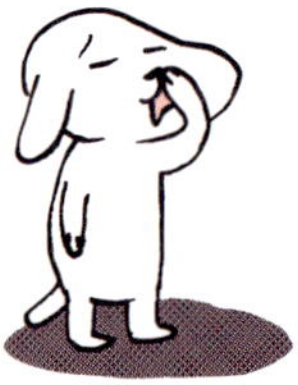

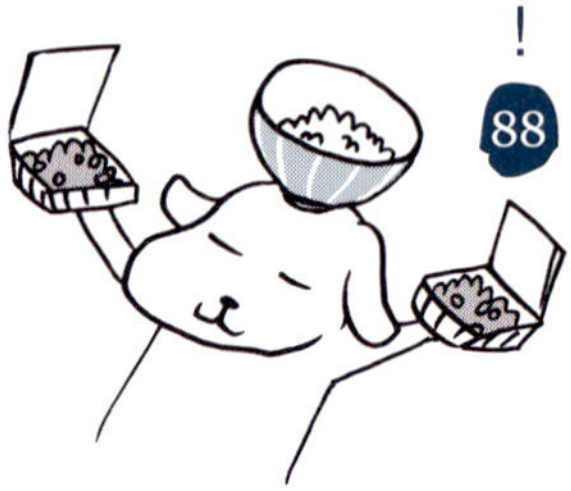

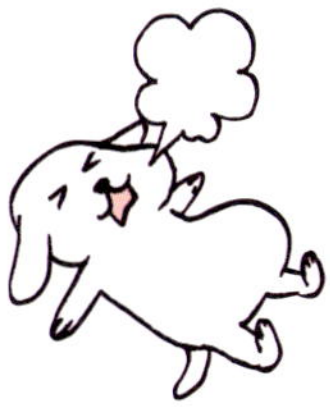

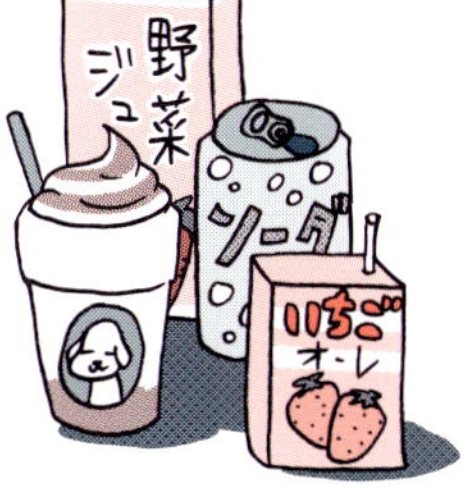
野菜
ジュ
ソーダ
いちご
オ-レ

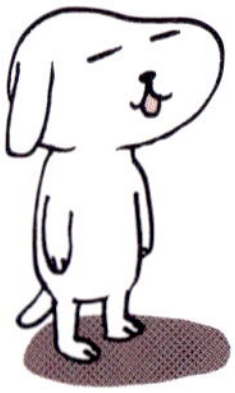

1章

40歳以上は代謝を上げればヤセられる!

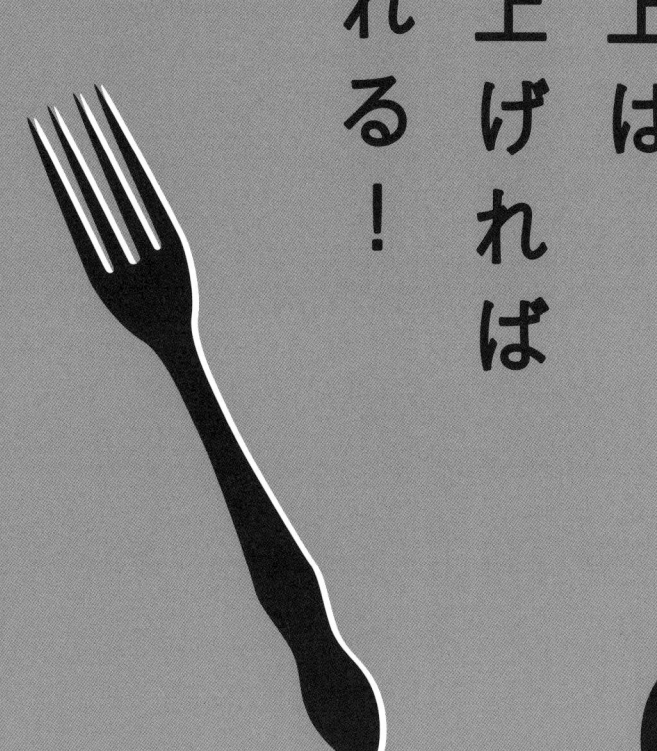

そもそも「代謝」って、なんだ？

「若いころと食生活は変わってないのに、最近贅肉《ぜいにく》になるスピードが速い」

「ダイエットの努力がちっとも報われない」

「私はデブのまま、一生を終えるのか……」

そんなふうに歯がゆい思いをしているのはあなただけではありません。

ダイエットの成否と密接に関わっている「代謝」。よく耳にする言葉だと思います。

「代謝」（ｍｅｔａｂｏｌｉｓｍ）の辞書的な意味は、「生命維持活動に必須なエネルギーの獲得や、成長に必要な有機材料を合成するために生体内で起こるすべての生化学反応の総称」。つまり、**体内に入ってきた栄養素をどう使うか**ということです。

たとえば、あなたがお昼にステーキランチを食べたとしましょう。

肉のたんぱく質を、筋肉や皮膚、骨や血液といった体の構成要素に変えるのも代謝。米の糖質（炭水化物）を体内でブドウ糖に変えて、日常活動や運動の際のエネルギーとして消費するのも代謝です。

なかでも「ヤセるために代謝を上げる」ことを目指すあなたがいちばん気になるのは、「エネルギーとして消費する代謝」ではないでしょうか。

エネルギーとして消費する代謝には、大きく分けると3種類あります（図1）。

3種類の代謝のうち、一般的な生活における代謝量の内訳は、基礎代謝が約6～7割、生活活動代謝が約2～3割、食事誘導性熱産生が約1～2割といわれています。

図1
代謝の種類

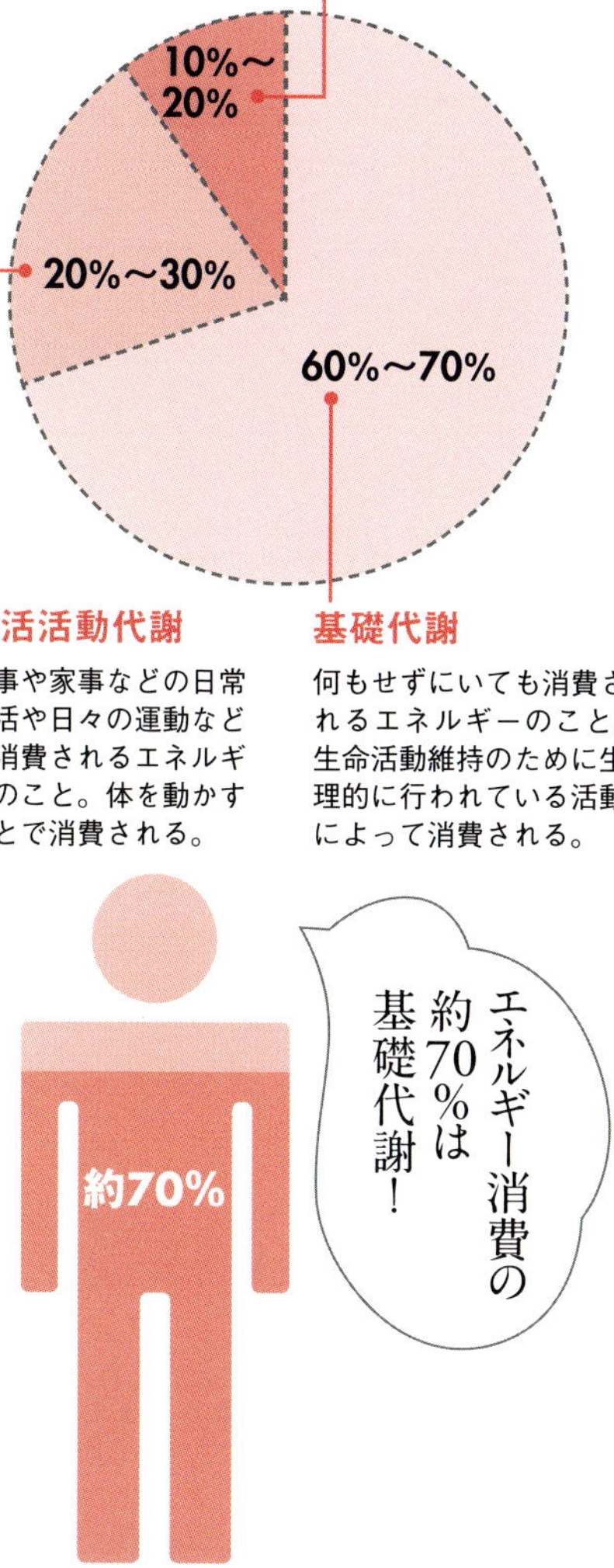
10%～20%
20%～30%
60%～70%
約70%
エネルギー消費の約70%は基礎代謝！

食事誘導性熱産生（DIT）
栄養素が分解されて、その一部が体熱となって消費されることで、食事後安静にしていても代謝量が増えることをいう。

生活活動代謝
仕事や家事などの日常生活や日々の運動などで消費されるエネルギーのこと。体を動かすことで消費される。

基礎代謝
何もせずにいても消費されるエネルギーのこと。生命活動維持のために生理的に行われている活動によって消費される。

体脂肪を燃やすってどういうこと？

さて、ここで重要になってくるのが、３大栄養素です。

３大栄養素とは、**炭水化物（糖質）、脂質、たんぱく質のこと**で、体を動かすエネルギーとして使われる、つまりカロリーとして消費されるのは主に糖質と脂質です。

私たちは必要に応じて、糖質と脂質、どちらかのエネルギー源を主力として体を動かしています。

では、体脂肪を燃やす、というのはどういう状態か。

体「脂肪」という言葉からもわかるように、脂質をエネルギー源として使っている「脂質代謝モード」がオンになっている状態です。

コレステロールや中性脂肪といった脂質は血液中に流れていますが、これらが有効に使われている状態が、すなわち脂質代謝モードで、言い換えれば正常に血液が循環しているということ。

代謝を上げる、つまり基礎代謝でヤセるという意味では、**体脂肪を燃料としてエネルギー消費する「脂質代謝モード」にしておくこと**が、重要なポイントとなります。

ところが、あるはずみでこの「脂質代謝モード」はストップしてしまいます。それは「糖質代謝モード」がオンになってしまったとき。

では、どういうときに、「糖質代謝モード」がオンになってしまうのか。

糖質を多く含む食品を食べすぎて、体内に糖があふれかえってしまったときなのです。

糖質は肝臓から血液中に血糖として放出され、このとき、血糖値があがります。糖は必要以上に血液中にあると、血管やその他の細胞にダメージを与えるため、正常値まで下げる必要があります。

この上がった血糖値を正常な数値に戻すのが、インスリンというホルモン。

そして、このインスリンがたくさん分泌されているときは、糖質の代謝が優先されて、体脂肪の分解がストップしてしまいます。

貯蓄型のエネルギーである脂肪と速攻型の糖だと、早めに消費したいのは糖質。血液中に長く、多くありすぎると危険なため、すぐに消費するか、中性脂肪に変換して蓄えるかのどちらかしかありません。これを処理できるくらい運動量が多ければいいのですが、それも大変なことなのです。

すでに貯蓄された体脂肪を使う脂質代謝を高めるためには、たんぱく質と脂質の摂取が必要です。糖質の摂取量を抑えながらこれらを摂取することで、より脂質代謝が活発になります。

「体脂肪を使いたいのに、あえて脂質を摂るなんて……」と思われるかもしれませんが、余ったぶんは蓄えられる作用がある糖質とは逆に、余ったぶんは排出されるのが脂質の特徴。ただし、糖質によってインスリンが追加で出ている場合、糖代謝のときに糖と一緒に体脂肪として蓄えられるので注意が必要です。

年齢とともに「代謝」が落ちてしまうしくみ

加齢とともに、「代謝」は確実に落ち、ヤセにくい体になっていく。これは自然の摂理です。

体を車にたとえるなら、40年以上走行し、いろいろな部品が少し古くなってきている状態。車は古くなれば部品交換をします。これは人間でいうところの新陳代謝（図2）。約37兆個存在するといわれている「細胞」の入れ替わりのことです。

この新陳代謝のスピードや能力は、加齢とともに容赦なく落ちていきます。

さらに食習慣や環境がもたらす酸化ストレスによるダメージを受けた〝傷もの〟細胞も出てきます。1万個あった細胞が2千個死んで、残りの細胞で何とかしなければならなくなる。しかし、生き残っている細胞も経年劣化でガタつきはじめている……。これが「代謝の低下」であると考えられます。

だからといって、「ムダ肉だらけの代謝の悪い体と一生つき合っていかなければならないのか……」とあきらめることはありません。

細胞を若返らせることはムリでも、**年々下がり続けるはずの代謝機能を取り戻していく手**はあります。

その役割を担うのが、本書のキモである「食事」です。なぜなら、私たちの体を形成する約60兆個ある人間の細胞は、「今日口にしたもの」でできているのですから。

「代謝を上げる」とは、体内にあるエネルギーないし栄養素をうまく扱えるようになること。その扱いができる体を、これからつくっていきましょう。

図2 新陳代謝のメカニズム

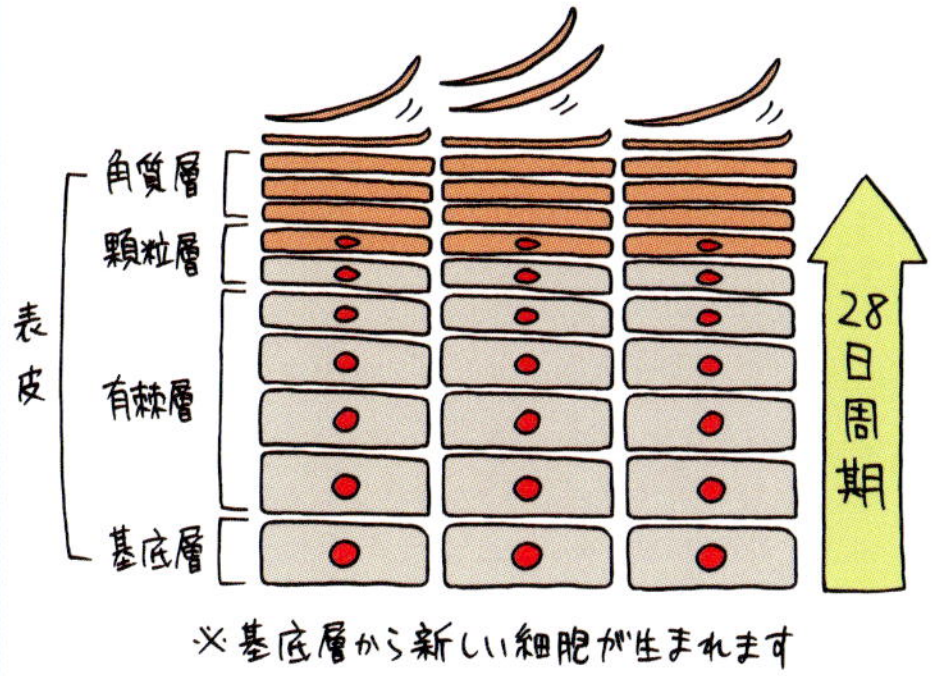

図3 代謝と肥満の図式

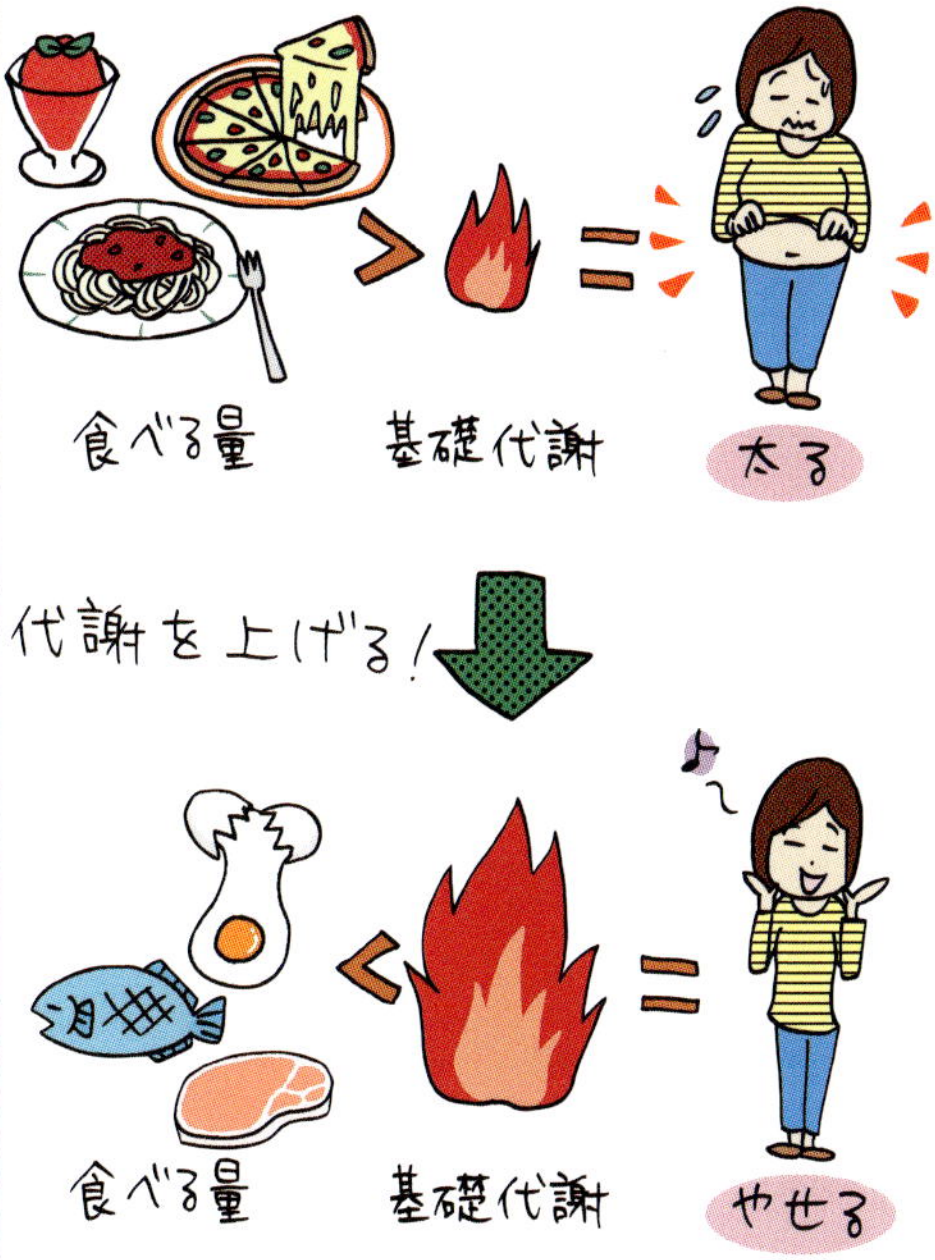

20代と40代、体の中身はこんなに違う！

近頃「20代にしか見えない40代！」といった〝美魔女〟なる方たちが世を席巻《せっけん》しています。彼女たちの努力や活躍に水を差すわけではありませんが、見た目は若くても体年齢をごまかすことはできません。

20代と40代の体の中身は、ハッキリいって大きく違います（図4）。

まず、体を動かすエンジンとなる筋肉。20歳をピークに30歳を超えたあたりから、何も対策を施さなければその量は**年1％ずつ減少していく**といわれています。

ご存じの方も多いかと思いますが、筋肉量の減少による弊害は、基礎代謝量の低下です。

さらに、女性の場合は女性ホルモンの出方が大きく変わってきます。

女性ホルモンの量は多くても少なくても肥満の原因になるため、適量をキープしなくてはなりませんが、40代以降、女性ホルモンの分泌量が減って男性ホルモンが増え始めると、中年男性のように内臓脂肪がつきやすくなるといわれています。

そして男女ともに共通して起こるのが、**内臓機能の低下**です。

年を取ると消化吸収能力が必然的に落ちてくるので、20代と40代では同量のたんぱく質を摂っても、同じだけ筋肉がついていくことはあり得ません。

ところが、**生命維持に関わる脂肪だけは取り込む力が衰えず、むしろ蓄積されやすくなっていく**というニクらしい現実があります。

若いときというのは、いわば「ゲタをはいている状態」。ある程度の不摂生を積み重ねても、ピッチピチの健康な細胞が働いてくれるので、目に見えるような悪影響を及ぼしづらいですが、気持ちだけ若いまま、昔と変わらぬ間違った食生活を送り続けていれば、代謝力の低下に歯止めが効かなくなります。

「20代のときと食べているものや食事の仕方は変わらないのに、ヤセづらい……」というのは、この話につながっているのです。

図4 なぜ20代より40代はヤセにくいのか?

同じ女性の20代から50代の代謝の変化を見てみましょう。20代のときの**基礎代謝基準値**は23.6ですから、たとえばこの女性の場合、体重が50kgだとすると、1180kcalとなります（50kg × 23.6=1180kcal）。ところが50代になると基準値が20.7と減るため、同じ体重でも1035kcalと大幅に減ることになります。

20代 23.6　40代 21.7　50代 20.7

＜基礎代謝基準値（kcal／kg体重／日）＞

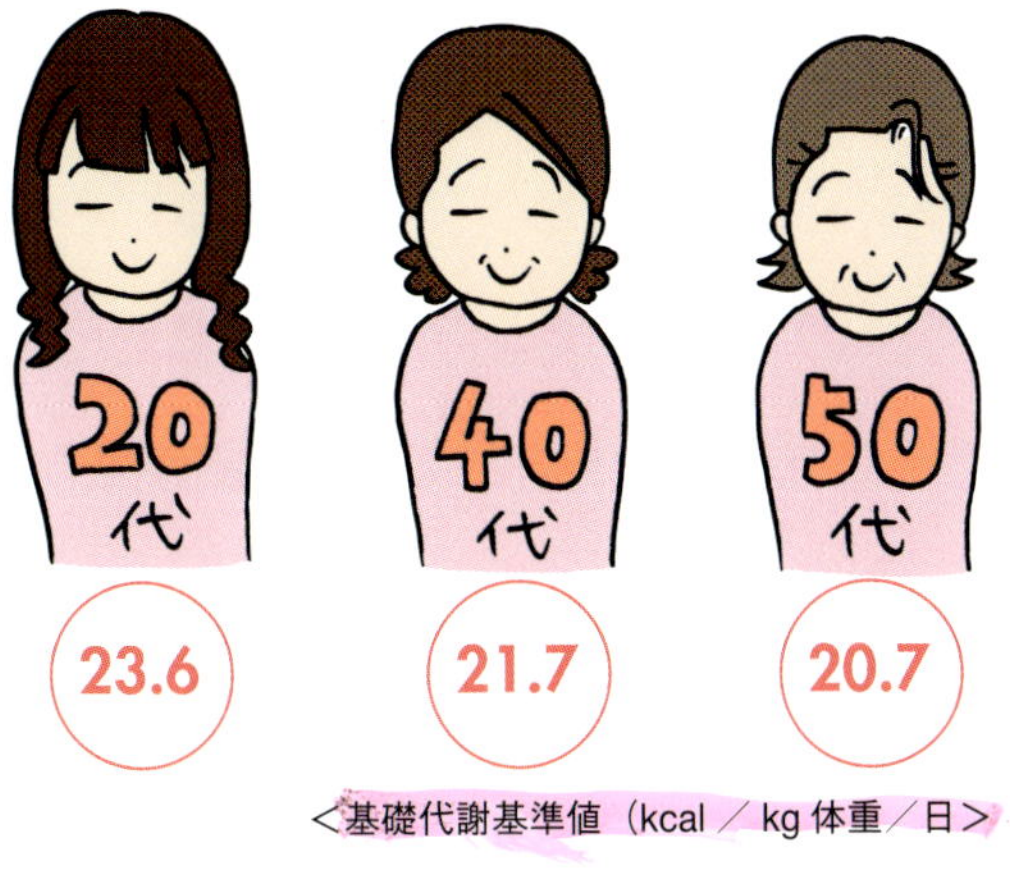

あなたの体は「代謝異常」を起こしているかも⁉

健診などでも聞かれるメタボリックシンドローム、通称「メタボ」。これは単に「腹まわりの肉づきがいい肥えた人」という意味ではありません。メタボリックは「代謝」、シンドロームは「症候群」を意味し、その名のとおり**「代謝異常症候群」（図5）の人たちのこと**を指しているのです。

人間の体には本来、体脂肪が増えすぎてしまったら、食欲を抑えて太りすぎないようにする自動調整機能がついています。**レプチン**と呼ばれるホルモンは、その働きをしてくれるもののひとつです。しかし、レプチンをキャッチする受容器が、酸化ストレスによって壊れ、「ヤセないとマズイよ！」という危険信号を受け取れなくなってしまうことがあります。これが「代謝異常」のひとつ「レプチン抵抗性」です。

レプチンは別名〝ヤセホルモン〟と呼ばれますが、活性酸素や糖質、粗悪な油（過酸化脂質やトランス脂肪酸）の摂りすぎなど、偏った食事による酸化ストレスが原因で、レプチン受容器が壊されてしまいます。『食事10割で代謝を上げる』。本書でいうこの意味は、長年の間違った食生活によって狂ってしまった人間に本来あるべき生理機能を、正しい食事によって取り戻していくことなのです。

図5 代謝異常とはどういう状態か

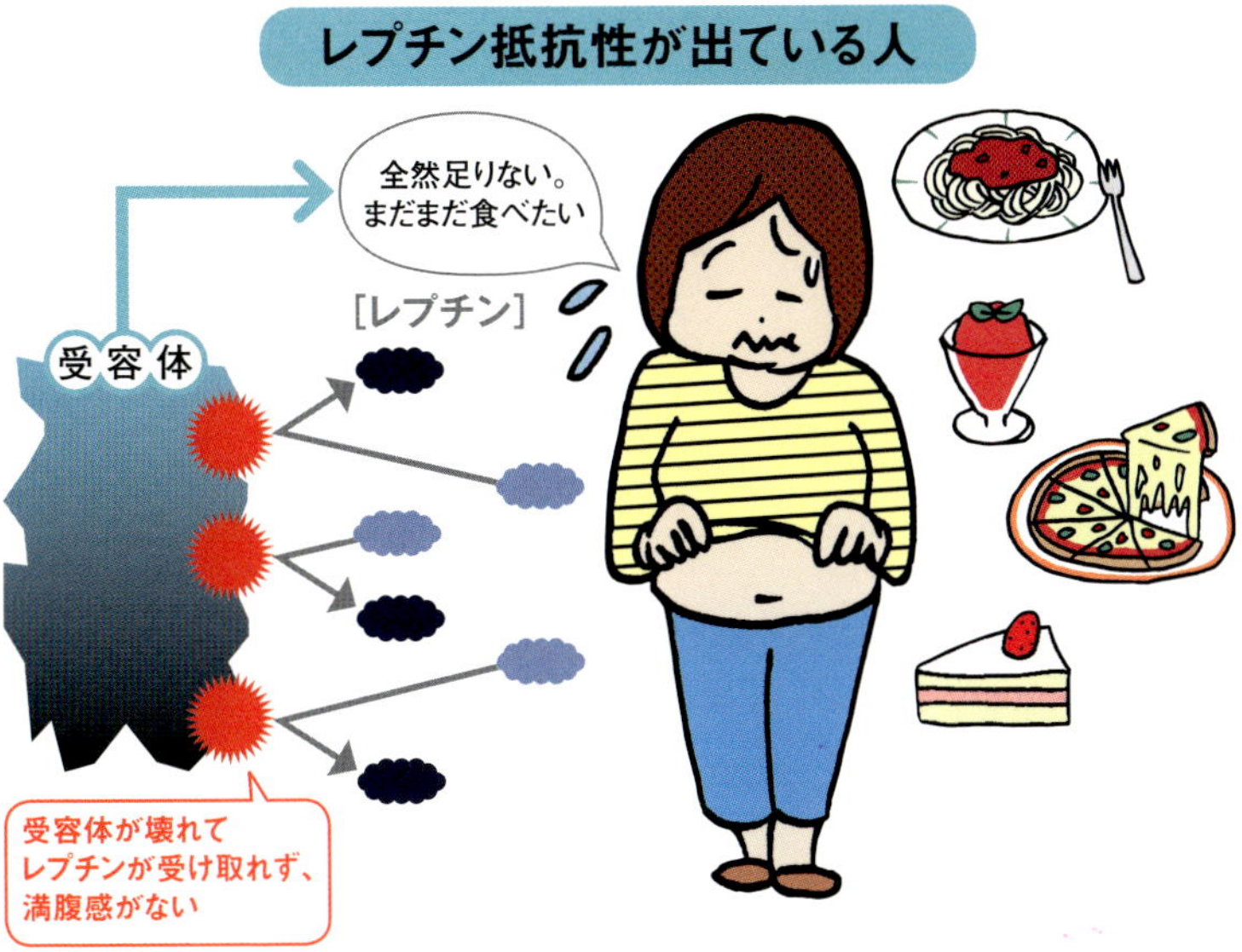

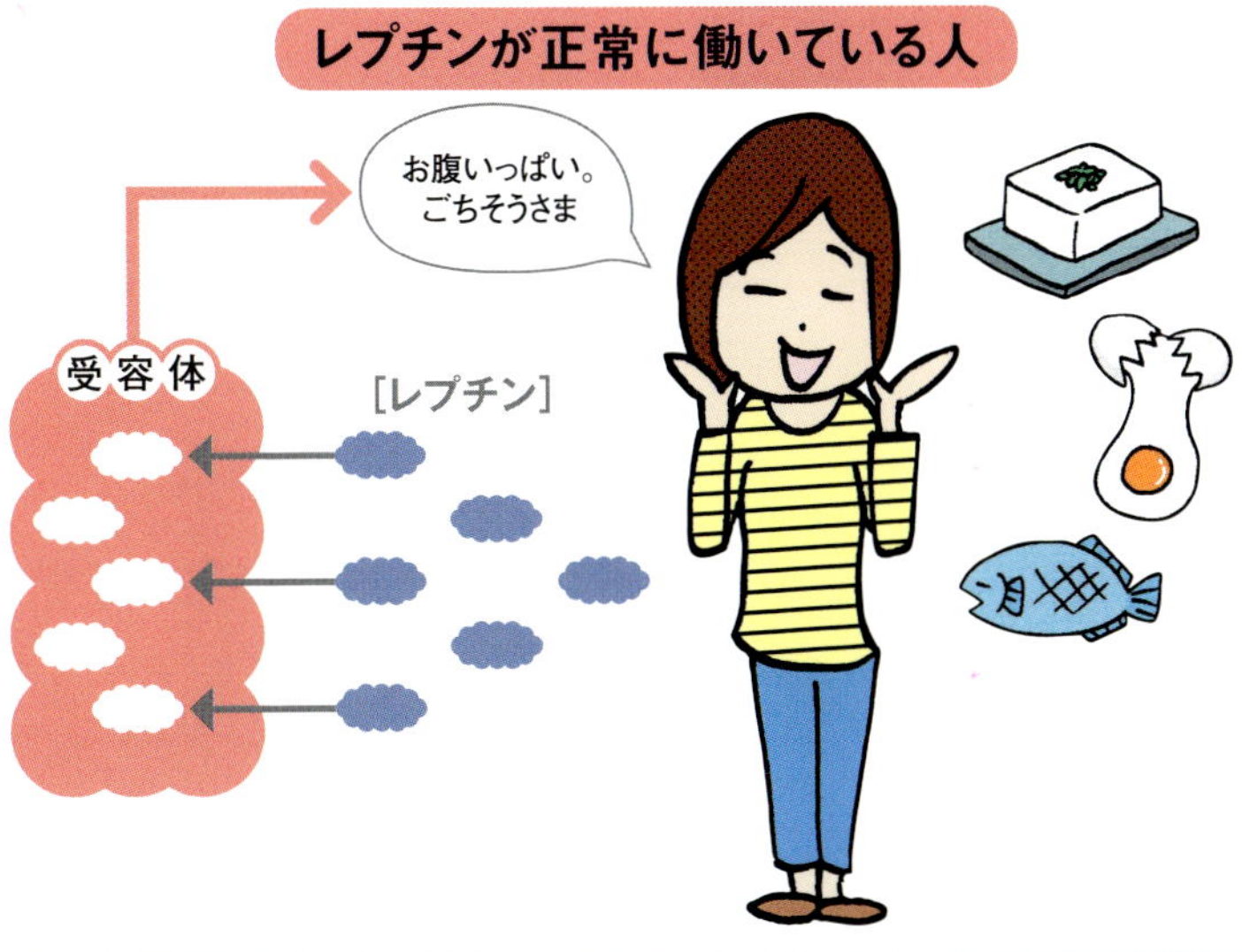

もしかしたら糖質中毒《シュガージャンキー》なのかも⁉

「そんなに食べていないのに太る」が口グセの人に多いのが、糖質中毒。

これにかかってしまったら、本気で食事を矯正しないと、ヤセないばかりか健康を損ねて糖尿病にかかってしまいかねません。

糖質にもいろいろあって、白砂糖はもちろん、でんぷん、果糖、はちみつなどもそうですし、最も危険なものに、「果糖ブドウ糖液糖」があります。

これは、別名「異性化糖」ともいい、果糖とブドウ糖がミックスされたもの。速やかに吸収されて血糖値を急激に上げるほか、毒性の強い「トキシックＡＧＥｓ」をつくりだします。

問題は、これらの糖を摂り続けると、足りていないときは、なんだかイライラして落ち着かない状態になるということ。甘いものを食べることでそのイライラが落ち着き、幸福感に満たされます。

実はこの幸福感は、脳内麻薬・アドレナリンが出ている証拠。**糖質中毒の人は、この幸福感がやみつきになって、中毒化しているパターン**が少なくありません。

本来ならば、摂る必要のなかった糖質は、余るとどうなるか。筋肉と肝臓であふれた糖質は、脂肪細胞に蓄えられるのです。

やっかいなことに、脂肪細胞はほぼ無限に糖を蓄えることができます。つまり、糖質を必要以上に摂っていると、どんどんインスリンが分泌されてしまい、体脂肪が増えていくことになります。

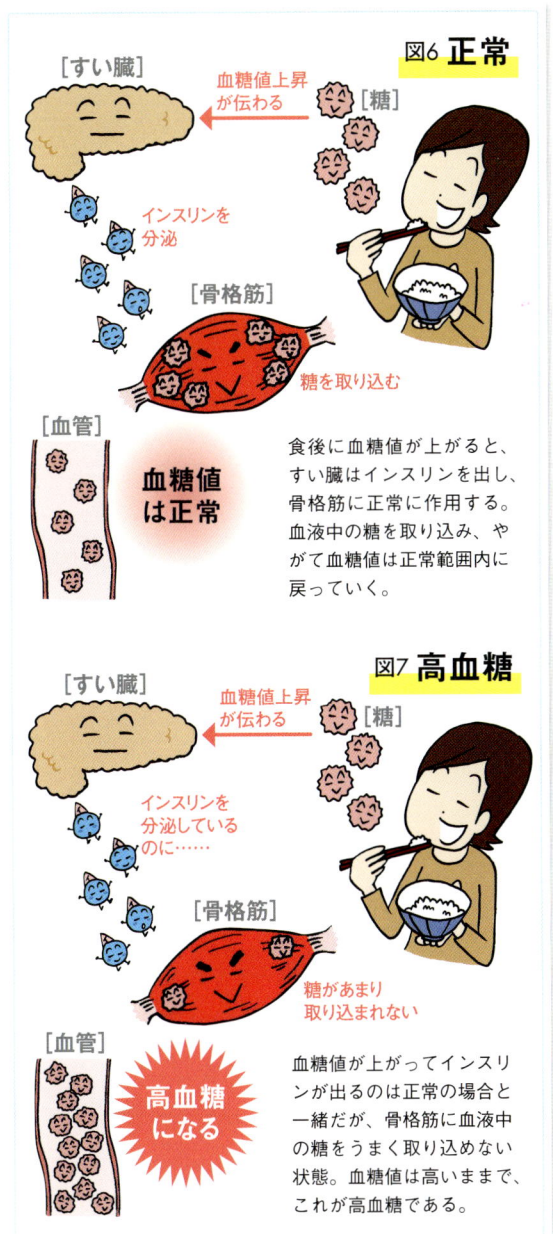

図6 正常

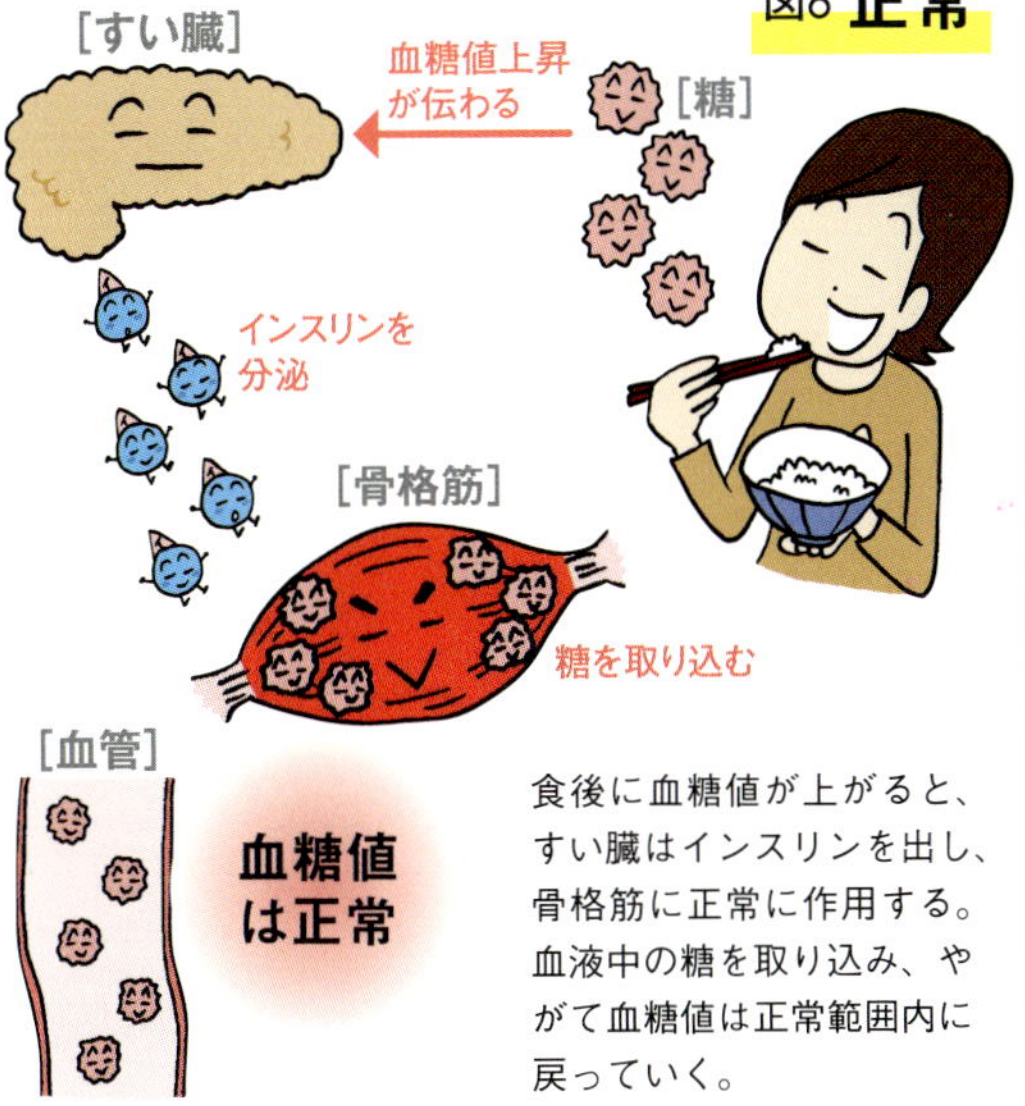

食後に血糖値が上がると、すい臓はインスリンを出し、骨格筋に正常に作用する。血液中の糖を取り込み、やがて血糖値は正常範囲内に戻っていく。

図7 高血糖

血糖値が上がってインスリンが出るのは正常の場合と一緒だが、骨格筋に血液中の糖をうまく取り込めない状態。血糖値は高いままで、これが高血糖である。

代謝異常を起こすNG生活習慣

「そもそも自分の代謝能力ってどれくらいあるの?」と気になる人もいるでしょう。しかし残念ながら、代謝力を、体重や体脂肪率のようにはかる正確な指標はありません。その代わり、代謝異常を招きやすい人の悪しき生活習慣を挙げることができます。

まずは**栄養不足**(図9)。

この飽食の時代に耳を疑うかもしれませんが、実際、代謝に必要な栄養素がまったく足りていないから代謝異常を起こしているのです。

正確には「栄養素不足のエネルギー過多」。**代謝をサ**

図8 **代謝異常を引き起こす生活習慣**

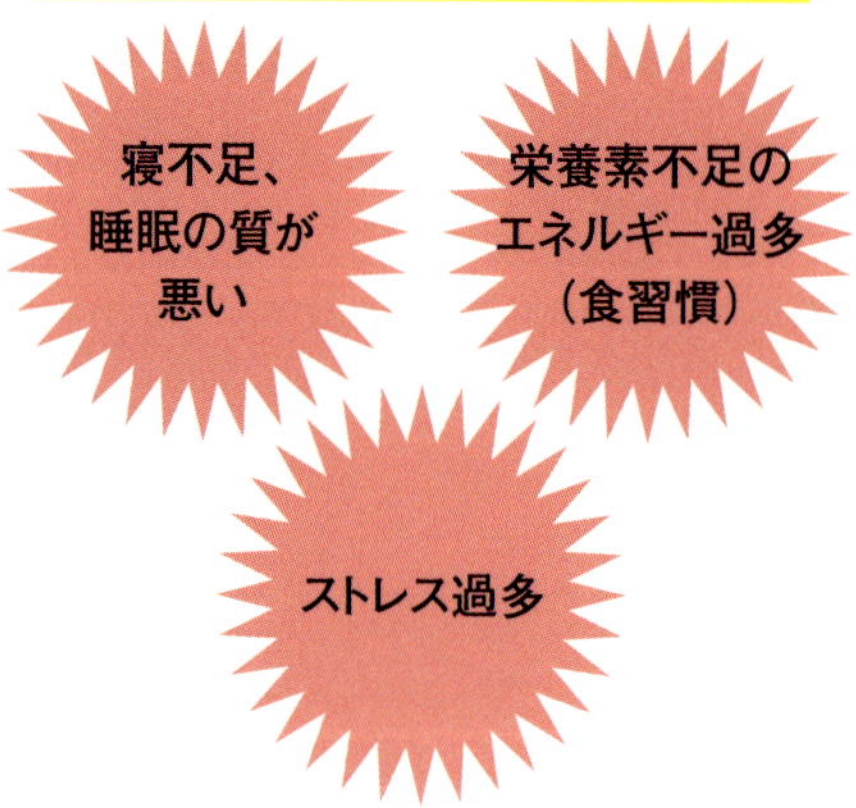

ポートする、たんぱく質、脂質、ビタミン、ミネラルといった栄養素が圧倒的に不足している代わりに、**エネルギー源にしかならない糖質を摂りすぎている**状態です。

思い当たる節はありませんか？　甘いお菓子が好き、食事といえばパン、麺類、丼ものなど炭水化物ばかり、加工食品頼りの食卓……こういった食生活の積み重ねが、あなたを代謝異常へと導いていきます。

さらに必要以上に摂りすぎた糖質は、脂肪細胞に脂肪として抱え込まれて〝贅肉化〟するほか、〝ヤセホルモン〟レプチンの働きを悪くする、酸化ストレスの原因にもなります。

食事以外の生活習慣では、**寝不足ぎみで質の高い睡眠が取れていない人やストレス過多の人**も代謝異常を引き起こしやすいタイプ（図8）。体や精神がうまくリセットされないと自律神経が狂い、代謝機能がうまく働かなくなるからです。

図9 飽食時代の栄養不足とは？

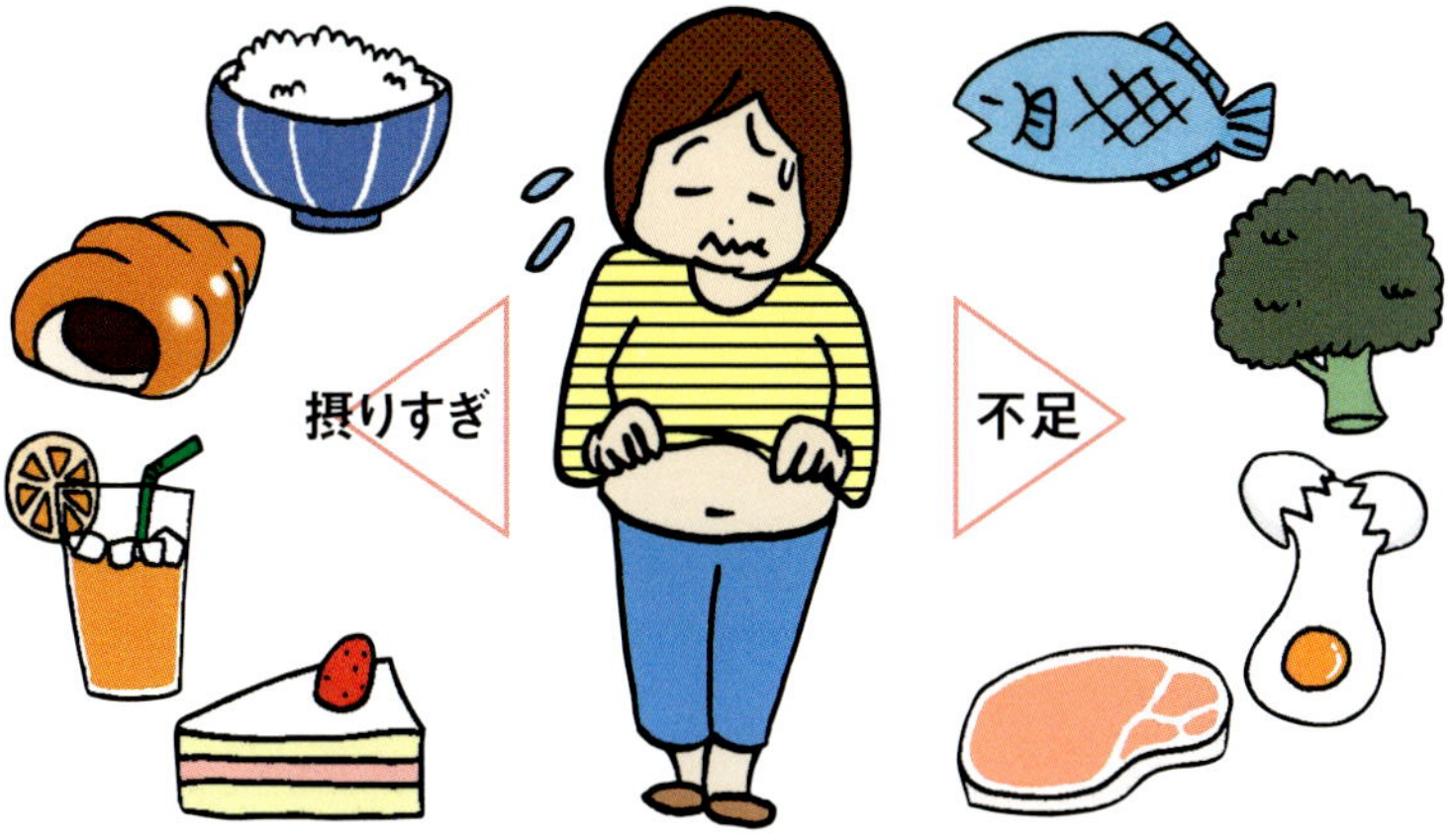

運動だけで代謝を上げるのは効率が悪すぎる！

基礎代謝を上げてヤセやすい体をつくる。

これは昔からあるダイエット業界の定説です。基礎代謝とは、内臓を働かせたり体温を維持したりなど、必要最低限の生命維持活動のために消費されるエネルギーのことです。

こうして座って静かに本を読んでいるときも、寝ているときも、微量ながら基礎代謝は使われています。生きているだけで脂肪が勝手に燃えてくれるのですから、ある意味儲けものです。

基礎代謝を上げて1日の消費カロリーを稼ぎ、ヤセやすい体をつくろうと考えたとき、まっ先に思い浮かぶのが運動で筋肉をつけることだと思います。

筋肉は体を動かすためのいちばん大きなエンジンです。筋肉を維持するためには、それなりのエネルギーが使われますし、基礎代謝量の約2割を筋肉が占めていますから、筋肉をつけて基礎代謝量を上げるという考えは、あながち間違いとはいえません。

しかし、ふだん運動をしない、ほとんど筋力のないあなたが、それなりの筋肉をつけて基礎代謝を上げ

図10 あなたの基礎代謝はどれくらい？

男性
- 基礎代謝量 (kcal/日) / 基礎代謝基準値 (kcal/kg/日)
- 18〜29歳：1520 / 24.0
- 30〜49歳：1530 / 22.3
- 50〜69歳：1400 / 21.5
- 70歳以上：1290 / 21.5

女性
- 基礎代謝量 (kcal/日) / 基礎代謝基準値 (kcal/kg/日)
- 18〜29歳：1100 / 22.1
- 30〜49歳：1150 / 21.7
- 50〜69歳：1110 / 20.7
- 70歳以上：1020 / 20.7

（厚労省「日本人の食事摂取基準」2015年版より）

ていくというやり方は極めて非効率的。**実力と経験のあるボディビルダーでさえ、純粋な筋肉を1〜2キロ増やすためには1年近くかかるといわれているくらいで、時間と労力がかかりすぎてしまうのです。**私は運動指導者ですから、運動すること自体を否定はしませんし、好きならばやってほしいと思います。

でもここで、ハッキリ断言します。「代謝を上げる」という目的ならば、あくせく運動にはげむよりも食事を変えるほうがよっぽど早く効果は出ます！

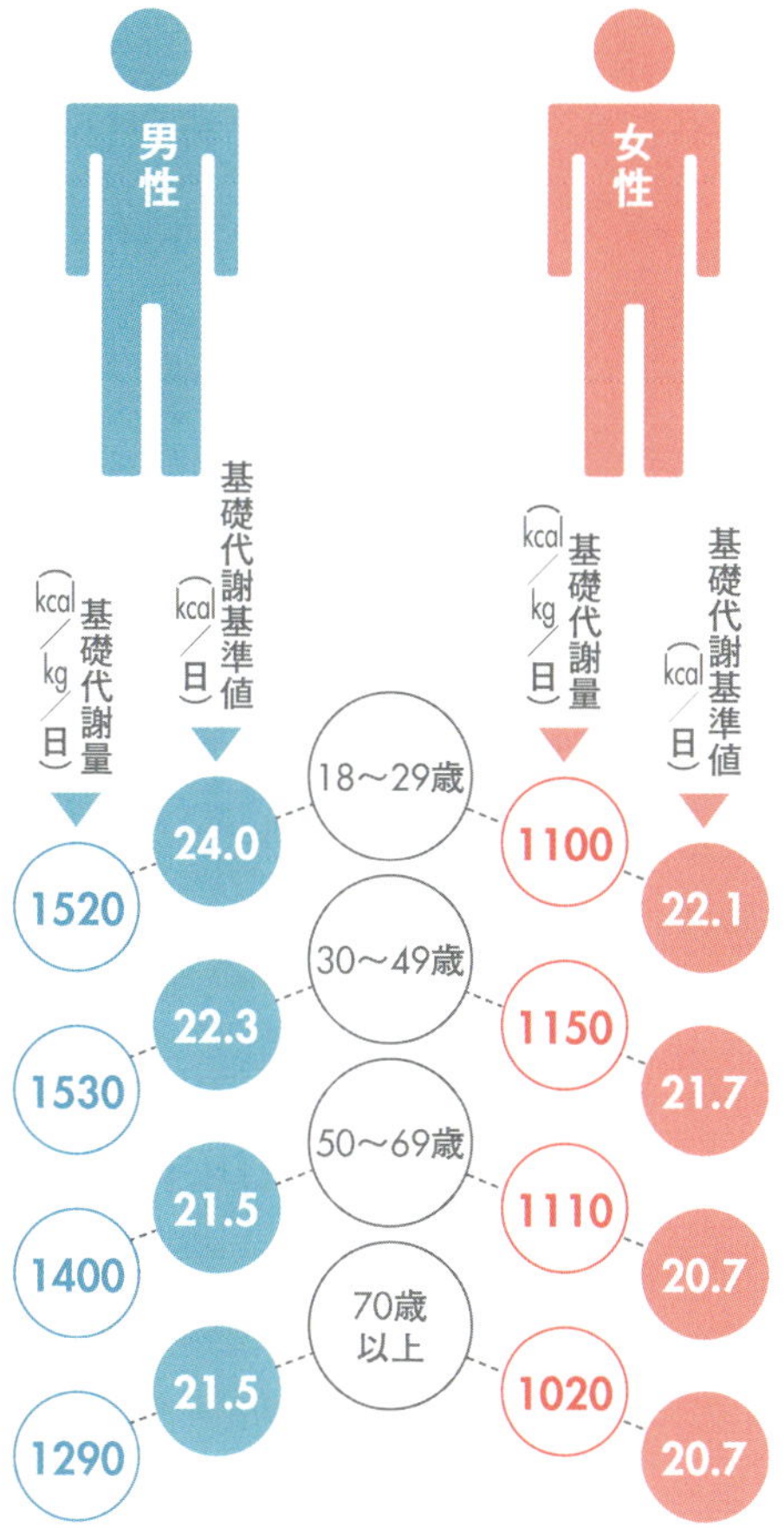

代謝を上げたければ何もいわずにたんぱく質を摂れ!

結論からいいます。この本で伝えたいことはただひとつ。

「代謝を上げて一生太らない体をつくりたいなら、1にも2にもたんぱく質を摂れ!」これだけです。

3大栄養素のうち、たんぱく質がなぜそれほど必要なのか、これからその理由を説明します。

① たんぱく質不足が肥満スパイラルを招く

たんぱく質は、代謝の要となる筋肉をはじめ皮膚、髪、骨、血液、内臓など、体のすべての構成要素になっています。32ページで、基礎代謝の2割を筋肉が占めるといいましたが、筋肉はエネルギーを大きく消費する大型エンジンなのです。

ヤセようとしている人が「高カロリーだから」と、動物性たんぱく質が豊富な肉を敬遠したり、たんぱく質が少ない野菜サラダのみで食事を済ませたりと、**間違った食事制限でその摂取量が落ちていくと、代謝に必要な筋肉がどんどん分解されていく**ことになります。

筋肉量を運動で増やすのは非効率ですが、極端に減らしてもよくありません。基礎代謝による1日の消費カロリー量が減り、ヤセにくい体になってしまうからです。ヤセるためによかれと続けた低カロリー、低たんぱく質の食事が、思いもよらぬ〝肥満スパイラル〟を招くことになるのです。

②たんぱく質を食べるだけで脂肪が燃える

食事を摂ったあとに上がる代謝を、食事誘発性熱生産（DIT）といいます。これはいわば、食べながらにしてカロリー消費できるという嬉しい代謝。食後はただ安静にしているだけで、脂肪燃焼されている状態です。

3大栄養素をそれぞれ単独で摂ったとき、**炭水化物（糖質）が10％、脂質が10％、たんぱく質が30％、DITが上がる**という実験データが出ています。つまり、**たんぱく質が多い食品を摂ったほうがカロリーは消費しやすい**ということです。

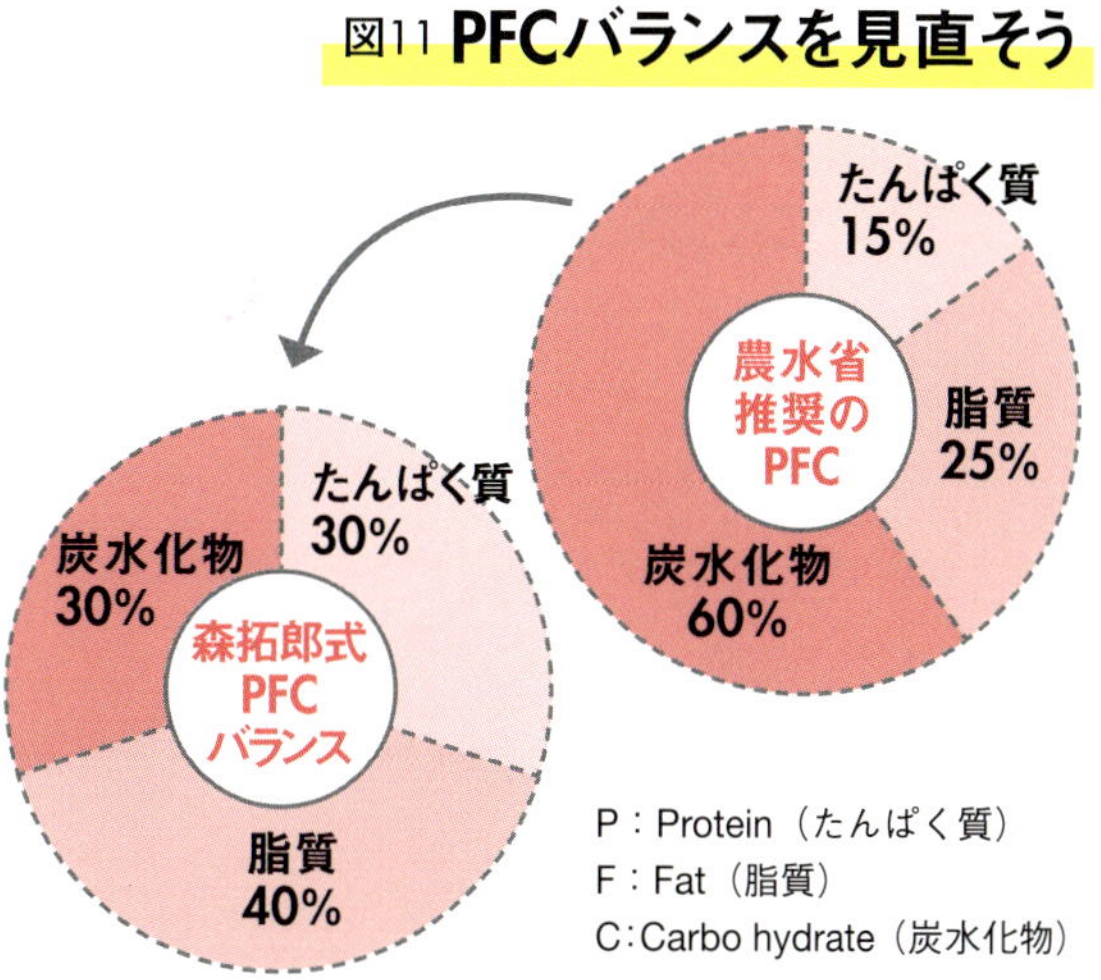
図11 PFCバランスを見直そう
たんぱく質
15%
農水省
推奨の
PFC
脂質
25%
炭水化物
60%
たんぱく質
30%
炭水化物
30%
森拓郎式
PFC
バランス
脂質
40%
P：Protein（たんぱく質）
F：Fat（脂質）
C：Carbo hydrate（炭水化物）

国が推奨しているP（たんぱく質）F（脂肪）C（炭水化物）のバランスは、白米を中心とした従来の日本食。もちろんそれでも、健康な体をつくる食事のバランスは取れますが、代謝を上げるという目的のためには、もうひと工夫が必要。ポイントは、とにもかくにもたんぱく質。ただし、全体の食事量は落とさないように気をつけましょう。

代謝を上げる食事、下げる食事

「代謝を上げる食事」をひとことでいうと、**筋肉の材料となるたんぱく質、脂肪燃焼を促す良質な脂質、代謝するときに使われるビタミン、ミネラル、これらが豊富に含まれている食品を食べること**です。

反対に「代謝を下げる食事」とは、前ページで挙げたような**栄養素が少ない食べもの、代謝異常の原因となる糖質過多になりやすい食べもの、また植物油脂など粗悪な油を使った食品などを食べること**です。

糖質は、砂糖やジュースだけでなく、米、パンやうどんといった炭水化物、果物などにも含まれ、ほとんどの人が摂取過多になっています。とくに、炭水化物主体の

これを食べるべし!!

赤身の肉類
牛肉、豚肉、鶏肉、羊肉、馬肉など

海藻類
ワカメ、昆布、ヒジキ、モズクなど

鶏卵
オメガ3脂肪酸を含む鶏卵がベスト

キノコ
シイタケ、シメジ、マイタケ、エリンギなど

魚介類
アジ、イワシ、サンマなどの青魚がオススメ

種実類
アーモンド、くるみ、ごまなど

野菜
カロチンを多く含む緑黄色野菜を積極的に

果実
ただし、果糖の少ないアボカド、グァバなど

食生活になっている人たちは要注意。「スイーツは食べないから大丈夫」と安心している場合ではありません。

加工食品やジャンクフードにも気をつけましょう。

体内に炎症を起こし、代謝を助けるホルモンの働きを鈍らせる、腸内環境を悪くする、食品添加物で人工的につくりだしたコクやうまみが正常な味覚や食欲を狂わせる、ビタミンやミネラルが少ない……など、ダメさ加減を書きつらねればキリがありません。

完全に避けることは難しいと思いますが、**素材の状態に近い食べものを選ぶ、原材料表示をチェックする**などで、粗悪な加工食品を食べる機会は減らせます。

さらに避けたいのは、カレーやカツ丼に代表されるような、糖質と脂質がセットになった食べもの。これらを一緒に摂ることで、糖質代謝モードが優先されて脂質代謝モードがストップし、代謝されなかった脂質まで体内に蓄積されていきます。**「糖質×脂質」は、肥満をつくる黄金コンビ**と覚えておいてください。

これは避けるべし!!

揚げ物 から揚げや天ぷら、トンカツ、コロッケなど	**お菓子類** スナック菓子やチョコレート菓子、加工されたもの	**精製糖** いわゆる白砂糖。料理にもなるべく控える
トランス脂肪酸 マーガリン、ショートニング、ジャンクフード	**ファストフード** ハンバーガーやフライドポテト。油に注意	**異性化糖** 果糖ブドウ糖液糖あるいはブドウ糖果糖液糖
加工肉 ソーセージやハムなどは、不純物を多く含む	**インスタント食品** カップめんや冷凍食品など。油に注意	**清涼飲料水** とくに味つきのもの。人工甘味料や異性化糖に注意
醸造酒 ビール、日本酒、甘口のワイン（特に白ワイン）	**植物油** オメガ6脂肪酸。代表的なものはサラダオイル	**フルーツジュース** 濃縮還元タイプはとくに注意が必要

Column…1

筋肉と脂肪

～筋肉が脂肪に変わる!?～

「オレ、若いころは結構筋肉ムキムキのいい体でさ。それがいまじゃ、全部脂肪になっちゃったんだよね」

いちばん体が良かったころの思い出に浸りながらこう語る、太った中年男性をよく見かけます。

まず、筋肉と脂肪はまったく違う組織なので筋肉が脂肪に変化することはあり得ません。「ついていた骨が突然筋肉に変わっちゃったよ」とドヤ顔で発言しているのと何ら変わりはないわけです。

これは「筋肉が落ちて、そのぶん脂肪がついた」が正解。

筋肉と脂肪は、同じ体積であれば筋肉のほうが1.2倍重く、体へのつき方も違います。

たとえ若いころと同じ体重をキープしていても、筋肉と脂肪量のバランスが変われば見た目は別人のように変貌してしまうのです。

ちなみに、あなたが摂取した余計なカロリーはどれくらいのスパンで“贅肉化”されるかご存じですか？

たとえば、たったいま500キロカロリーのチョコレートを食べたとしましょう。

体脂肪は1キログラムあたり7200キロカロリーですから、500キロカロリーのチョコレートを食べても1キログラムの1/14程度、わずか数十グラム程度しか脂肪が増えないことがわかります。

つまり、食べたものが積もり積もって「贅肉がついた」と実感するまでには、かなり時間がかかるということ。それも1～2週間ではなく、月、年単位の話です。

それだけの期間、間違った食事を続けてついた脂肪を、短期間で落とそうと考えること自体、ムリがあるのです。

2章

代謝を上げる食事10カ条

1 食事の50％をたんぱく質主体に

代謝の悪さを自覚しているあなたが今日の夕食までにするべきことは、肉、魚、卵などの動物性食品や、納豆、豆腐などの大豆製品といった、とにかくたんぱく質が豊富に含まれている食品を買い揃えておくことです。

厚生労働省と農林水産省が推奨する「食事バランスガイド」では、理想の**PFCバランス**[01]を、たんぱく質：脂質：炭水化物（糖質）＝15：25：60としていますが、**森 拓郎式代謝アップ食**[02]では、これを30：40：30に置き換え、「高たんぱく質・低糖質」の食事を目指していきます（ただし、カロリーベース）。

メニューを選ぶときは、「ご飯、パスタ、うどん……何にしよう？」と主食を主体にしがちですが、今後は**「主菜を何にするか」**を中心に考えましょう。

動物性たんぱく質が多く含まれる肉、魚、卵に植物性たんぱく質が豊富な納豆や豆腐などを上手に組み合わせて、1食の見た目50％をたんぱく質主体の食品が占めるようにするとよいでしょう。

POINT 01
PFCバランス
protein（たんぱく質）、fat（脂質）、carbohydrate（炭水化物）の頭文字。1日の食事で摂取するエネルギーのうち、3大栄養素それぞれから得るエネルギーの割合。

POINT 02
森 拓郎式代謝アップ食
食事で代謝を上げることを目的とする場合、体の構成要素となるたんぱく質を多く、エネルギーにしかならない脂質を少なめに摂るのがベター。森 拓郎式ではたんぱく質を40％、脂質と糖質を30％を基準としています。

食事の決め方を変える

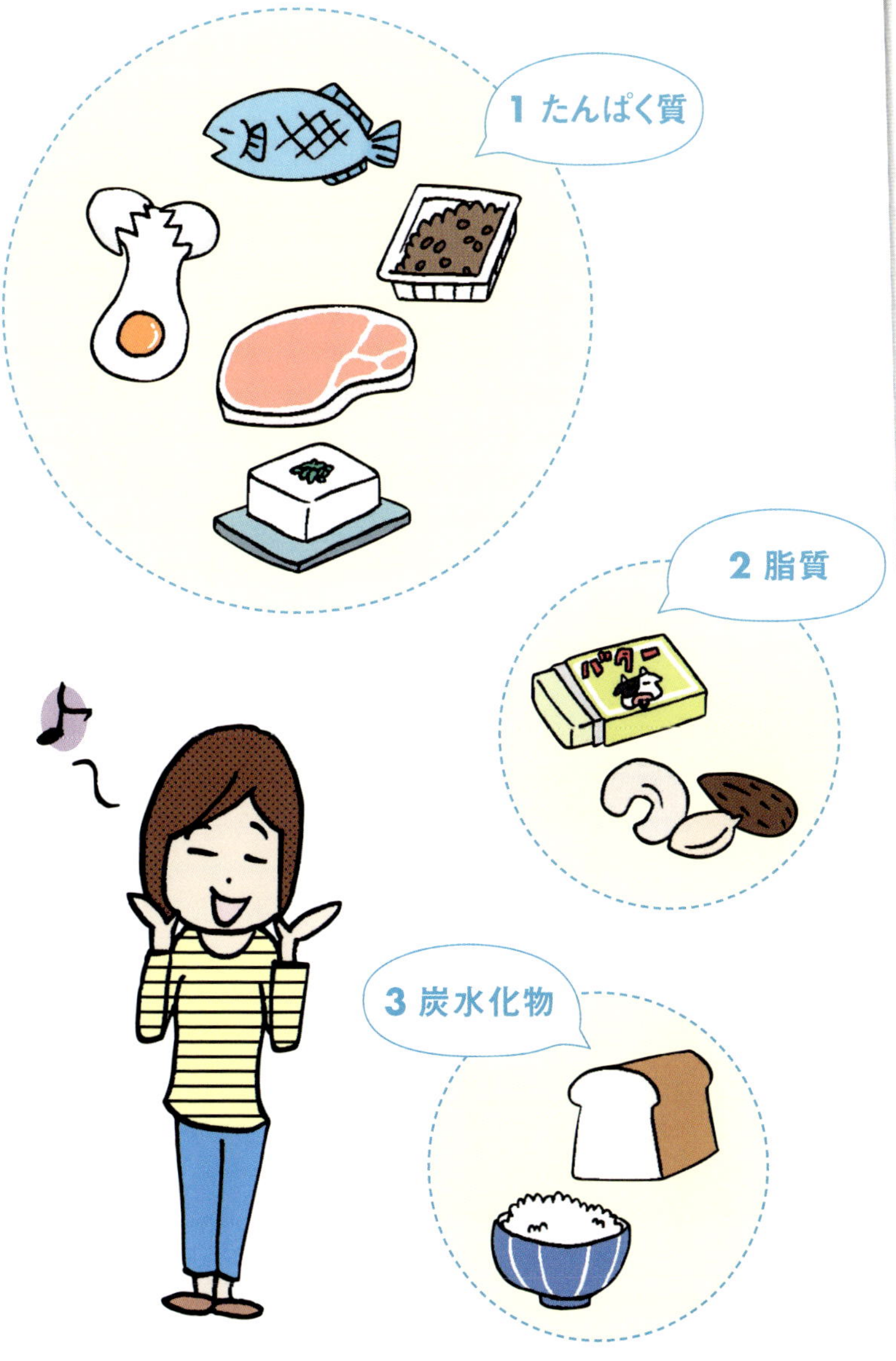

動物性たんぱく質と植物性たんぱく質の比率は7：3

代謝に必要な脂質、ビタミン、ミネラルといった有用な栄養素をもっているのが、動物性たんぱく質を多く含む、肉、魚、卵などの食品です。

極論をいうと、動物性たんぱく質を摂ってさえいれば、健康に生きていくためのほとんどの栄養素が理想的なカタチでまかなえてしまいます。

つまり「肉、魚、卵だけ摂れていれば代謝は上がるし、元気になれるよ」ということなのですが、それではコスト的にも大変ですしメニューのバリエーションがあまりに少なすぎて食事の楽しみがなくなってしまいます。

そこで、「動物性たんぱく質で補いきれない量を、植物性たんぱく質で補っていく」というのが私の考えです。

肉or魚or卵で7割、納豆や豆腐、豆乳、みそ汁など摂りやすい植物性たんぱく質を3割、というイメージで献立を組み立ててください。

「カロリーが気になるから」「体重が増えるのがイヤだから」といってこの逆のパターン、つまり、肉を少し、豆腐をたっぷりというやり方は厳禁です。

本気で代謝を上げたいなら、**カロリーや体重への思い込みを一度捨てること**が大切です。

あるある！こんな悩み

食事の時間がまちまちで……。

理想をいえば3食バランスよくたんぱく質を摂る

朝、昼忙しくてマトモな食事ができなかった。挽回するために夜は肉、魚をドーンと摂って、理想の代謝アップメニューを用意した。これは、忙しいビジネスマンによくある食事パターンだと思います。

1日3食のなかで帳尻を合わせていくというのは間違ってはいませんが、だからといってたんぱく質のウ

たんぱく質の摂取量に上限ナシ

たんぱく質主体の食品が50％といっても、「実際どれくらいの分量を摂ればいいかよくわからない……」という人もいるでしょう。

厚生労働省の「日本人の食事摂取基準」によれば、成人が1日に最低限必要なたんぱく質量は、体重1キロ当たり1グラム。体重50キロの女性なら、50グラムのたんぱく質が必要という計算になります。

ただし代謝アップをねらうなら、これ以上の量を目指していったほうが効果的ですから、50グラムは最低ラインと考えましょう。

目安として、**牛肉、豚肉、鶏肉あるいは魚介類なら、1食あたり手のひら1枚ぶん（約100グラム）におさまるような分量**を摂ります。肉や魚の種類によって違いはありますが、そのなかには、20グラム程度のたんぱく質が含まれています。

ちなみに卵のたんぱく質量は1個あたり約6グラム、納豆は1パック約8グラム、みそ汁1杯で約2グラムです。

1日でいうと肉と魚を手のひら2枚分、卵3個、納豆や豆腐などを2〜3品摂ることを目標にしてみましょう。

エイトがあまりにも1食に偏っているのはベストとはいえません。

3食100点満点の食事を用意する必要はありませんが、本来は3食バランスよく食事の50％をたんぱく質主体のメニューにしていくことが理想です。

「朝、肉や魚を焼いているヒマなんてないよ」という人は、食パン1枚食べるところをゆで卵2個に置き換えるところから始めてみてください。

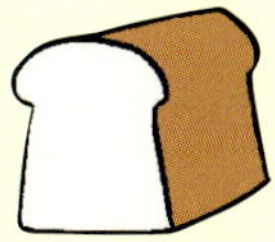

食事の50%をたんぱく質主体に　に対する

よくある反論

そんなにたんぱく質を摂っても大丈夫なの？

内臓への負担は？

カロリー、高くないですか？

コレステロールも心配……

A なぜ糖質の摂りすぎは心配しないんですか？

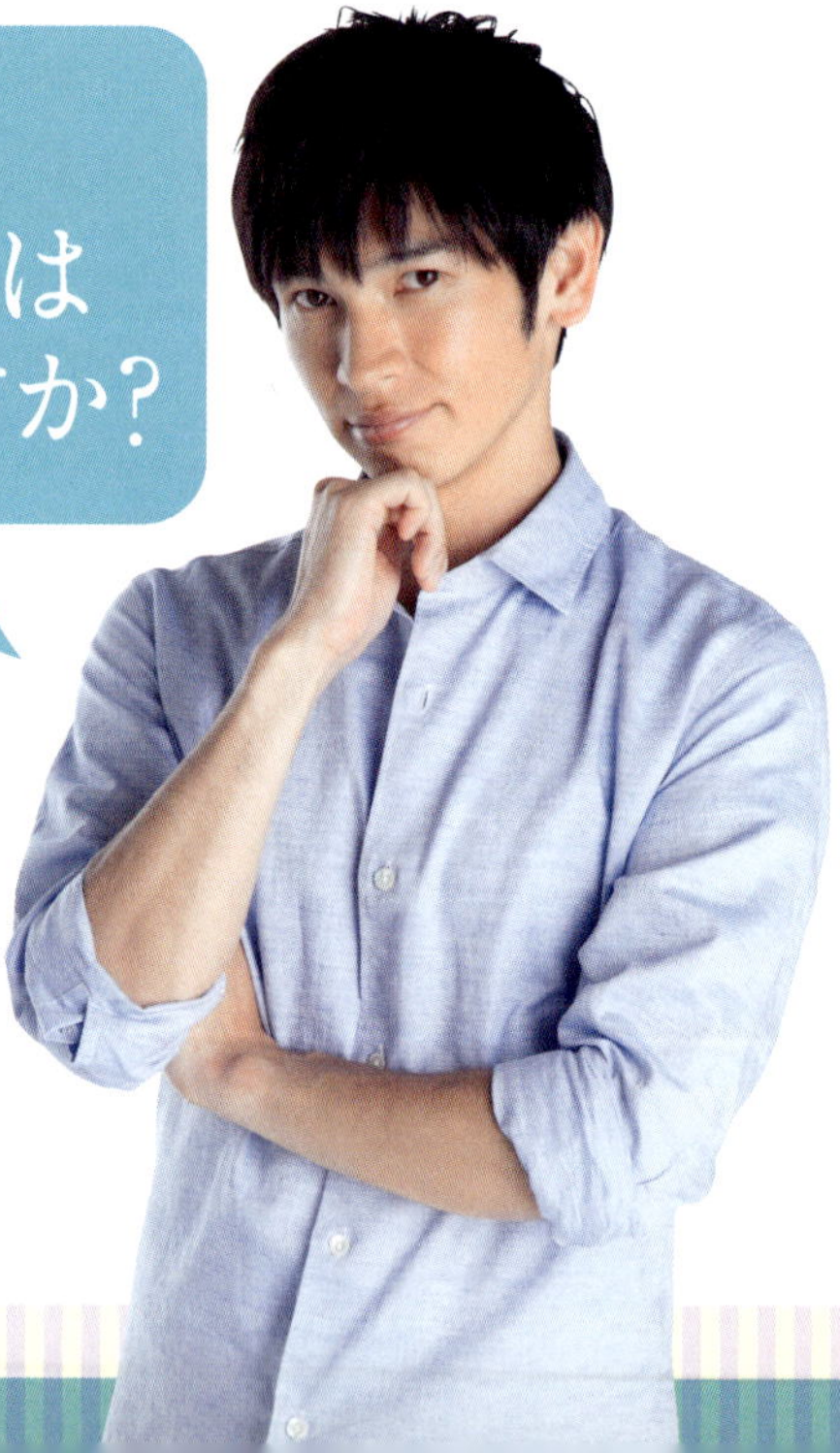

たんぱく質に比べて、糖質の摂りすぎのほうが圧倒的に体に悪いということをしっかりと理解して。たんぱく質は“摂りすぎ”どころか“足りていない”人がほとんどなのです。

実際にたんぱく質主体の食品が食卓にズラリと並ぶと、「え、私ホントにこんなにたんぱく質を摂ってもいいの……!?」と心配する人が出てきます。

まず、**代謝が悪い人のほとんどはたんぱく質の摂取量が圧倒的に不足しています**から、摂りすぎを心配する必要はまったくありません。

さらにいうと、たんぱく質の摂取量には上限がなく、特定疾患がある人以外はどれだけ摂ったとしても健康を害するおそれはありません。

だいたい、たんぱく質の摂りすぎは心配するのに、なぜ糖質の摂りすぎは心配しないのでしょうか？　食事の半分以上糖質を摂って、さらに間食でも摂っているという人ですら、なぜか「摂りすぎ」という意識はありません。

たんぱく質、脂質、炭水化物（糖質）という3大栄養素のうち、糖質はエネルギーにしかならず、運動量が少なく体脂肪をつけたくない人にとって、最もムダなもの。

糖質の過剰摂取が、あなたの贅肉を育てているということをきちんと認識しましょう。

たんぱく質の摂りすぎは内臓に負担をかける？

それでもたんぱく質の過剰摂取を躊躇《ちゅうちょ》するワケは、「たんぱく質の摂りすぎは、腎臓や肝臓に負担をかけるからよくない」と、あちこちでいわれているからだと思います。

じつのところ、たんぱく質は動物性、植物性を問わず、3大栄養素のなかでもいちばん、分解・消化・吸収するのにエネルギーを要する栄養素です。

1章でも解説しましたが、食事を摂ったときに消費されるカロリー、つまり食事誘導性熱生産が、糖質、脂質と比べていちばん高いのも、たんぱく質です。

だからといって**「消化吸収に負荷がかかりすぎだから食べません」といっていると、一向に代謝は上がりません。**消化吸収が大変だからこそ、エネルギーを消費します。積極的に摂って、たんぱく質を代謝する能力を高めていかなければならないのです。

「肉を食べるのがどうも苦手で」「胃もたれしちゃうんだよね」という人がよくいますが、それはそもそもたんぱく質の摂取量が足りていない証拠。消化酵素である胃液も、胃を動かす筋肉でできています。苦手だといって食べないから内臓機能が適応せず、たんぱく質を消化吸収する代謝力もどんどん落ちていくのです。

年齢とともにたんぱく質の摂取量が、減少傾向にある人が多いかもしれませんが、たんぱく質は若いとき以上に頑張って摂ってほしいもの。

繰り返しますが、30代以降、筋肉量は年1%ずつ落ちていきます。運動もしない、たんぱく質も摂らないとなれば、筋肉量の減少に歯止めがきかなくなります。

筋肉量が落ちれば当然、基礎代謝量は目減りしていく一方です。

肉が苦手ならアミノ酸サプリから

肉や魚を少しずつ摂るようにしていけば、たんぱく質を代謝できる体に適応してくるとは思いますが、それでも「どうしても苦手なんです！」というのなら、植物性たんぱく質で補っていくしか手はありません。そのかわり、かなりたくさんの量を摂らなければなりませんが。

苦手でなければ納豆やみそ、ギリシャヨーグルト、豆乳、プロテインパウダー、それすらもムリだという人はアミノ酸のサプリメント。それくらい摂りやすいと思えるところから始めてもかまいません。

ただし、植物性たんぱく質、つまり大豆製品にはイソフラボンが含まれています。イソフラボンは、女性ホルモンにとても似た働きをすることで有名です。

そのため、女性は、極端に多量に摂取してしまうと、ホルモンバランスを乱してしまうこともありますので、注意してください。

ご年配の方などは、アミノ酸のサプリを摂っているだけで体の調子が上向きになる人もいます。

たんぱく質は英語でプロテインといいますが、その語源はギリシャ語で「第一に大切なもの」。長生きする方のなかに肉をきちんと食べている人が多いというのは、人間の体にとって必要不可欠なたんぱく質を消化吸収できる代謝力が十分にあるということなのでしょう。

たんぱく質は積極的に摂って損はありません。

2 唾液はヤセエキスの泉。食べものは噛みまくれ！

「食べものをよく噛みなさい！」

この言葉、子どものころから何度いわれてきたことか。噛むことが良いことだと、わかってはいるけどつい……。そんなあなたのために、いますぐ噛みたくなるような話をしましょう。

最近の研究で注目されているのが、唾液に含まれる**ＩＧＦ－１**という成分。これは**インスリン様成長因子といって、インスリンと似たような作用を起こし、血糖値の上昇を抑えてくれる働きがあります**。

本物のインスリンは分泌中、糖質の合成に専念し脂肪の分解をストップさせますが、ＩＧＦ－１はインスリンと同じ作用を起こしながら脂肪代謝は止めないで済むというありがたい存在です。また、ＩＧＦ－１が出ると、体脂肪の燃焼や筋肉アップを助ける成長ホルモンの分泌も促しやすくなります。

食事は、とにかくよく噛んで唾液をたくさん出すことがポイントです。

POINT 03

ＩＧＦ－１

主に肝臓で成長ホルモンの刺激を受けて分泌される、健康な肉体を維持するために必要不可欠な物質。体の組織や母乳、唾液を含む液体のなかに存在する。

咀嚼《そしゃく》による唾液分泌と満腹中枢

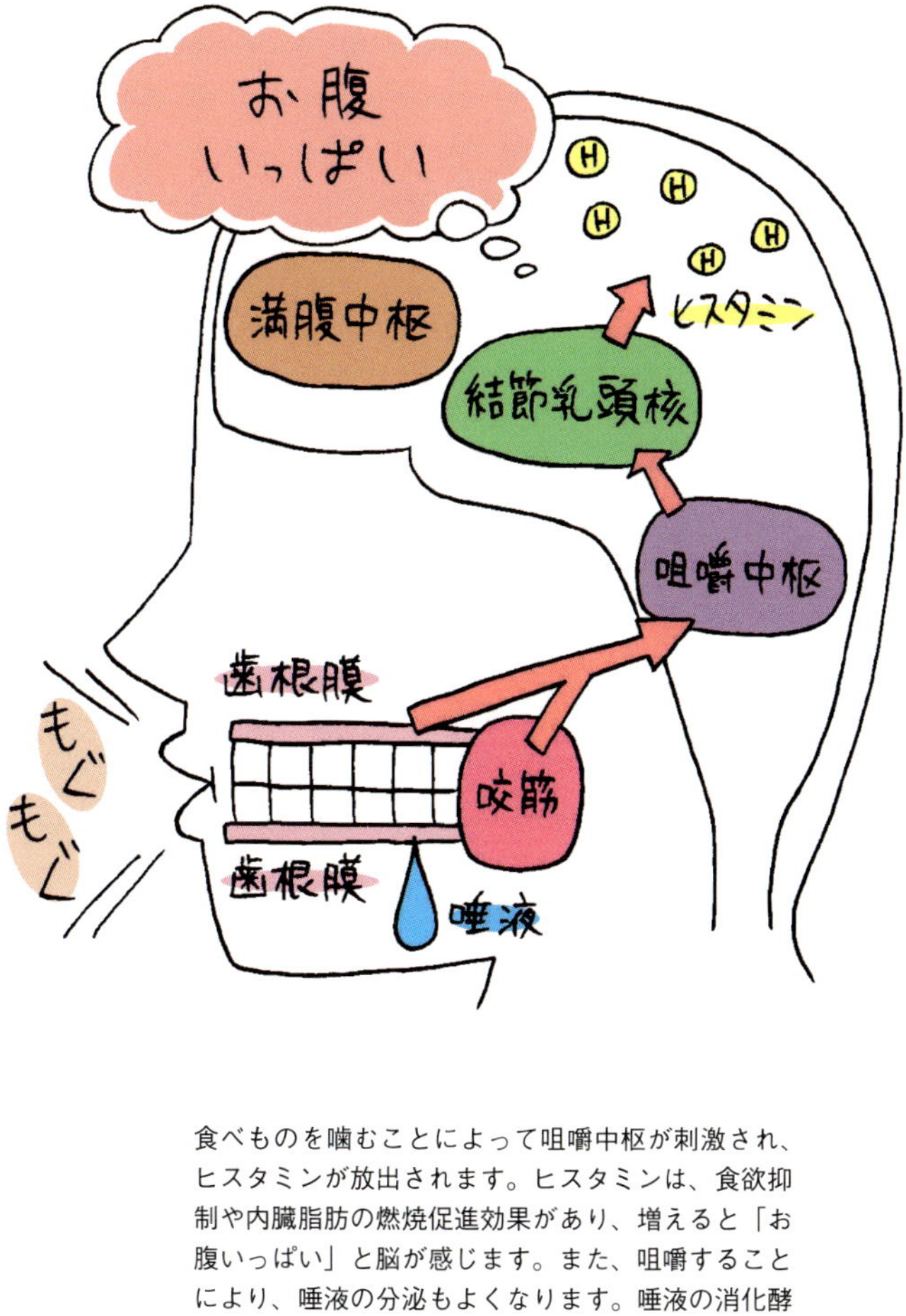

食べものを噛むことによって咀嚼中枢が刺激され、ヒスタミンが放出されます。ヒスタミンは、食欲抑制や内臓脂肪の燃焼促進効果があり、増えると「お腹いっぱい」と脳が感じます。また、咀嚼することにより、唾液の分泌もよくなります。唾液の消化酵素には、食べものを糖に分解する働きがあります。

口に入れたら箸を置け！

「食べものはよく噛んでください」という話をすると、必ず返ってくるのが「じゃあ何回噛めばいいの？」という質問です。

「食べものが液状化するまで」といいたいところですが、肉はいくら噛んでも液状化しませんし、それができるのはご飯かパンくらいしかありません。だから「とにかく噛む！」としかいえないのですが、よく噛むテクニックとして「ひと口食べたら箸を置く」ことをオススメしたいと思います。

だいたい早食いで噛む回数が少ない人というのは、食べものを箸でつまんで口に入れたさきから、カチャカチャと箸をもって、次に口に入れるための準備を始めています。すると次から次へと口に入れたくなるため、どうしても噛み切らないうちに飲み下すようになるのです。

また、食事を水分で流し込む食べ方の人は、噛む回数や唾液の分泌量が少ないためにそうせざるを得ない可能性があり、結果的にどうしても太りやすい傾向にあります。

私も以前は早食いの類でしたが、いまでは30分くらい時間をかけてゆっくり食べています。

あるある！こんな悩み

「早食いは太る」はやっぱり真実？

昔からある定説です！

早食いの人が太りやすいのは本当です。それは、脳からの満腹中枢への刺激が遅れ、食べすぎてしまうのが大きな原因だといわれています。満腹中枢とは、脳の視床下部に存在する器官のひとつです。

食事を摂ると血糖値が上がりますが、満腹中枢は血糖値の上昇具合をみて「体にとって必要なエネルギー量に達したかどうか」を判

加工食品ばかり食べているから噛む機会を失う

グリーンスムージー、市販の野菜ジュース、ライスミルクにゼリー……「何だか健康に良さそう。ヤセそうだし」と思って、食事代わりに積極的に摂っている人はいませんか？

スルンといける喉ごしのよい加工食品ばかりを摂ることによって、あなたは噛むという〝貴重なヤセチャンス〟をドブに捨てています。

噛まずに食べることができるのは、ほとんどが精製された加工食品です。自然に近いままの食品、たとえばサーロインステーキを噛まずに飲み下すことはできませんよね。

加工食品の弊害についてはのちほどたっぷり説明しますが、自分が口にする食べものは、栄養価の面ではもちろんのこと、「咀嚼《そしゃく》の機会をできるだけ増やす」という意味でも、できるだけもとの素材に近いものを選んでいくのが正解です。

そもそも噛まない食事というのは、動物としてあるまじき異常事態。人間にもともと備わっている生理機能、正常な味覚や食欲の働きを鈍らせ、代謝異常を引き起こすことにつながります。

断しています。

つまり「これ以上はいらないよ」という適量に達したところで、脳からの指令が下りて私たちの食欲は自然にストップします。満腹を実感するようにできているのです。

満腹中枢が血糖値上昇のサインを感知するまでには20分程度かかるため、早食いの人は咀嚼回数を多くしてゆっくり食事をすることが、過食を防ぐことにつながります。

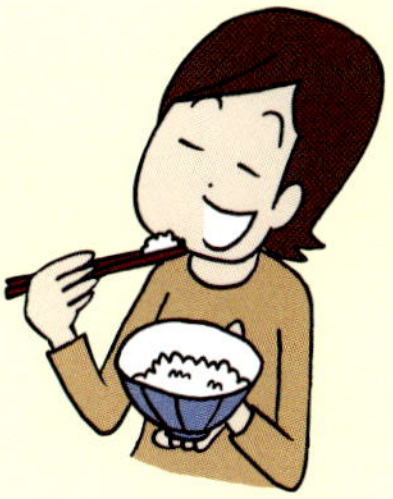

3 卵は青天井で摂って良し！

卵はとても優秀な代謝アップ食で、私も毎食積極的に摂り入れています。ビタミンC以外の栄養素がほぼ摂れるため、「完全食品」とも呼ばれています。卵1個あたりには約6グラムのたんぱく質が含まれているので、肉、魚だけでは摂りきれない部分を積極的にカバーしてください。アレルギーでないのなら、1日3個を目標に5個程度摂っても問題ありません。

また、たんぱく質以外にも体内の炎症を抑える**コレステロール**[04]が極めて豊富です。

コレステロールは、年齢を重ねるごとに減少しがちな女性ホルモンをはじめ、代謝を上げるために必要な各種ホルモンをつくる材料にもなります。

それに卵は使い勝手の良さも抜群です。目玉焼き、ゆで卵、温泉卵、オムレツなど、卵を使ったメニューはたくさんあり、食卓にのせやすいのが◎。肉や魚に比べて財布にもやさしい卵。上手に取り入れていきましょう。

POINT 04
コレステロール
血液中に含まれる脂質、「血中脂質」のひとつ。HDL（善玉）コレステロールとLDL（悪玉）コレステロールがあり、両者のバランスを保つことが大切であるといわれている。細胞膜を形成したり、筋肉をつくるホルモンの原材料などになる。

2章 代謝を上げる食事10カ条

体内に入ったコレステロールの働き

小腸

食事で摂ったコレステロールを吸収

胆汁酸として排泄

脂肪やコレステロールは、小腸から吸収されますが、そのままでは血液に溶けないため、小腸でタンパク質やリン脂質に取り込まれて、「リポタンパク」となります。リポタンパクは中性脂肪とコレステロール、タンパクなどの組成の異なるカイロミクロン、HDL、LDL、VLDLなどに分けられます。

カイロミクロン
HDL

胆汁

肝臓

全身を回る

カイロミクロン
HDL、LDL
VLDLなど

肝臓でつくられるのは中性脂肪とコレステロールを含むVLDL。エネルギーを必要とする筋肉や脂肪組織に中性脂肪を渡して、LDLとなります。

小腸でつくられた中性脂肪が多い「カイロミクロン」やコレステロールの少ない「HDL」が、血流に乗って全身を回ります。一方、肝臓でつくられたLDLは、体内を回りながらコレステロールを各組織に運びます。

● タンパク質の仲介で血液中を流れていくコレステロール

コレステロール
中性脂肪
リポタンパク

● リポタンパクの構造

中性脂肪
リン脂質
コレステロール
タンパク質

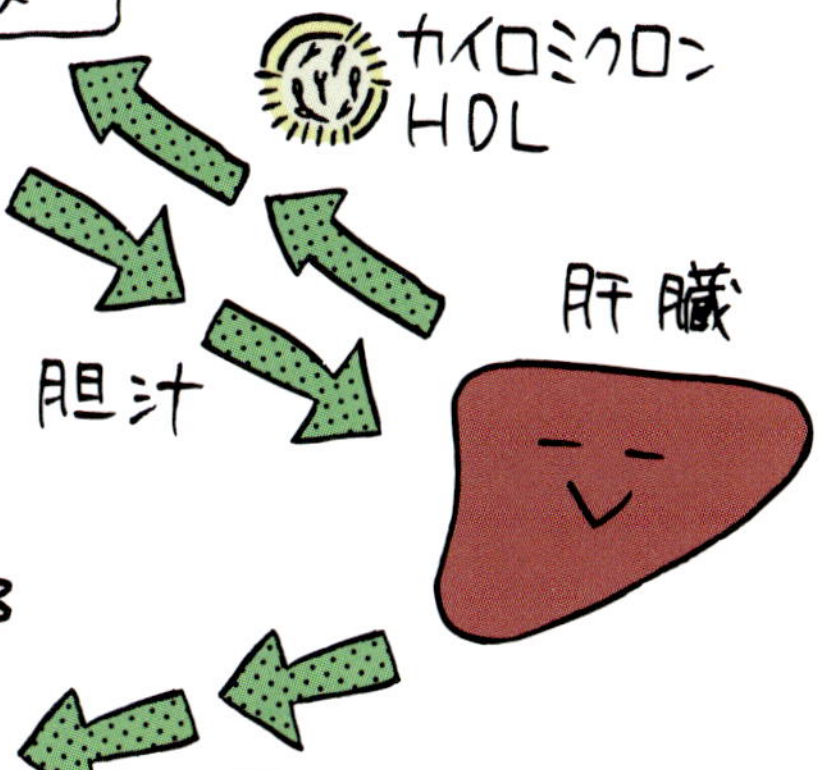

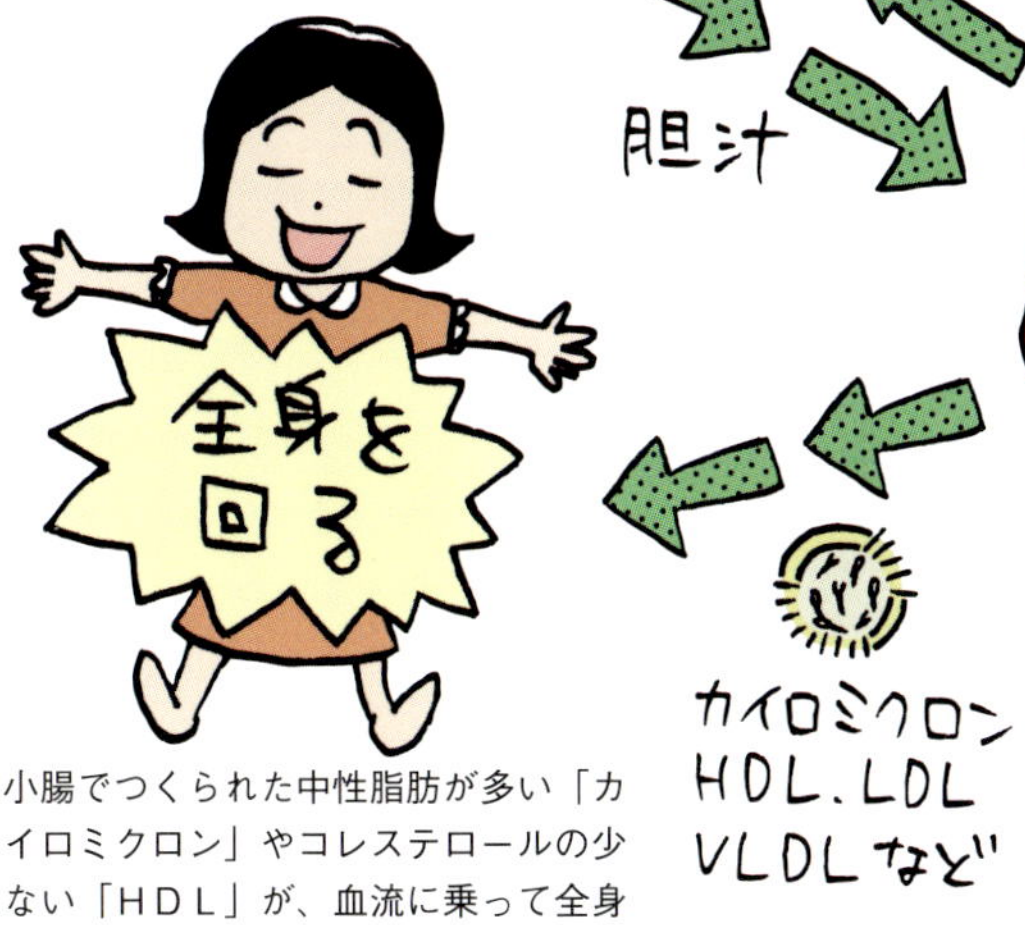

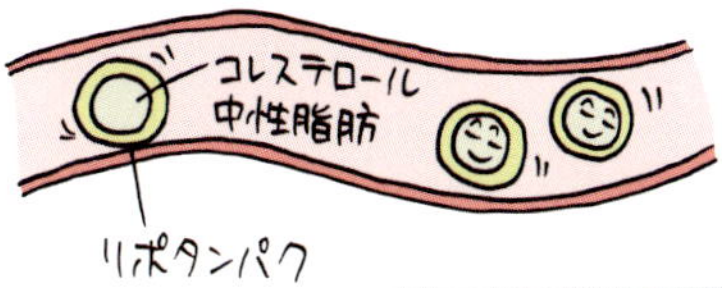

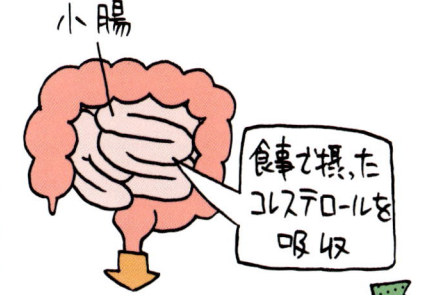

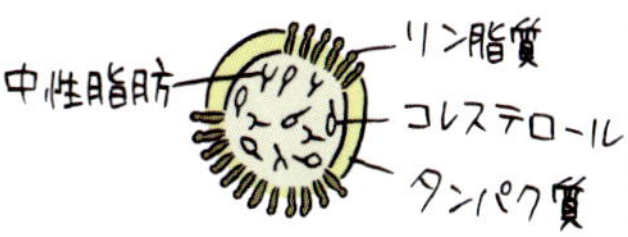

卵と糖質は必ずトレードオフ

「卵が好きなら1日何個食べてもかまわない」と伝えましたが、ただしその食べ方には十分注意する必要があります。

それは、**卵をたくさん摂る場合は、一緒に食べる糖質の摂取量をできるだけ減らす**ということ。

というのも、卵は確かに代謝アップに欠かせないたんぱく質を備えた食材ですが、脂質も多く含まれているからです。1章で、「糖質×脂質の食べ合わせは、肥満を招くゴールデンコンビである」という話をしました。

卵のコレステロール、これは脂質のなかのひとつの成分です。すなわち「卵をたくさん摂る」ということは、「脂質の摂取量が増える」ということにつながります。

脂肪の摂取量が増えたぶん、糖質は減らす、あるいはカットすることを忘れないでください。代謝アップを目的とした高たんぱくの食事は、たんぱく質をたくさん摂ったぶんだけ、炭水化物を減らすのがルール。卵かけご飯や親子丼、カツ丼、月見うどんなど、「糖質×脂質」になるようなメニューはできるだけ摂らないよう心がけましょう。

あるある！こんな悩み

栄養強化卵を食べる価値はある?

過剰な期待はしないほうがベター

最近は、ビタミンEやD、葉酸入りなど栄養を強化した卵がスーパーなどでもよく売られています。

私も気になって「EPAが豊富」というふれこみの卵を買ってみたのですが、成分の内容量を見てみると、1個当たりEPAの含有量は20ミリグラム。「これって、エゴマ油スプーン1杯分よりも少ないよね……」という状態でした。

卵のコレステロールが体内の炎症を鎮める

筋肉もそれなりにあるし、ふだんの食事でたんぱく質も十分に摂っているはずなのに、なかなかヤセることができない……。

こういう人は、1章でも解説した「代謝異常」を起こしている可能性がとても大きいといわざるを得ません。

代謝異常とは、人間誰にでも備わっているはずの「食べすぎたら食欲を抑えるホルモン」や「余計な脂肪をつきにくくするホルモン」の働きなどが、体内の炎症によって正常に作動しなくなっている状態を指します。

この体内の炎症を修復してくれるのが、卵に豊富に含まれているコレステロールです。

ただし、「卵をたくさん食べているから代謝が上がるだろう」と過信しないでください。

体内の炎症を強くする食品、たとえばオメガ6系の植物油脂を使った揚げ物やトランス脂肪酸が多く含まれる加工食品、砂糖を使ったお菓子やジュース、パンや麺類といった糖質過多の食品を摂りすぎていたら、どれだけ卵を食べていても代謝異常から抜け出すことはできません。

価格が上乗せされているわりにそれほど栄養強化はされていないため、あまり過剰な期待はしないほうが良いかもしれません。

そこにお金を投入するなら、1個でも2個でも摂取する卵の個数を稼いで代謝アップを目指したほうが良いでしょう。

私はひとりで卵10個入りパックを2日で食べるという大量消費型なので、高級卵は買いません。

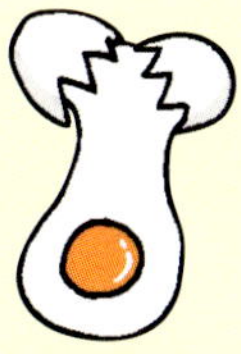

卵は青天井で摂って良し! に対する

よくある反論

Q 卵のコレステロールが恐ろしいんですが……

動脈硬化を引き起こす

食べすぎてはいけない食品の代表

栄養過多で逆に太りそう

A 「1日に1個まで」は古い常識

卵のコレステロールが怖いというよりは、コレステロールが誤解されているというのが真実。積極的に摂って、たんぱく質不足を補いましょう。

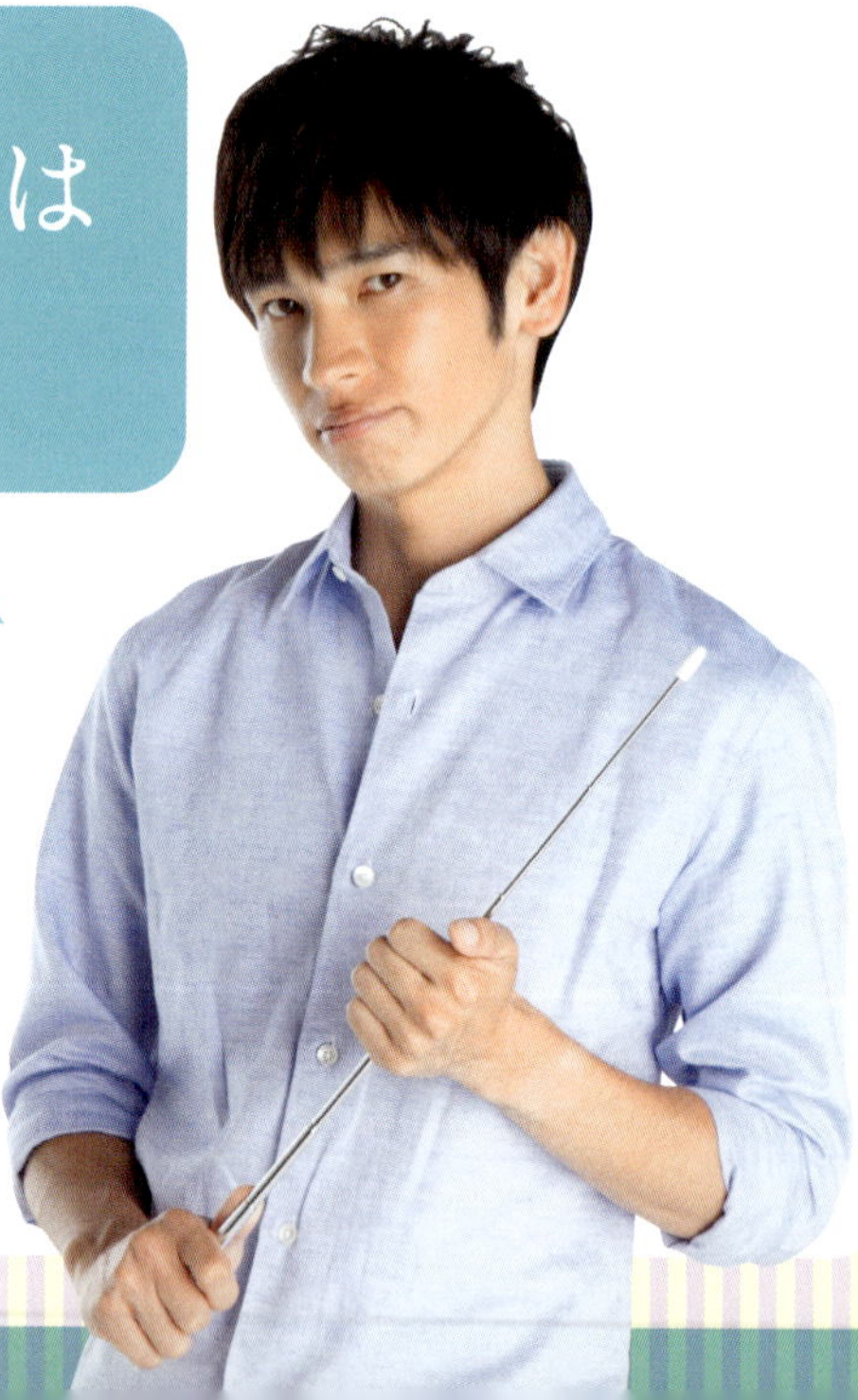

「森先生が卵をすすめるのでたくさん食べようと思ったら、家族から止められてしまって……」

最近、こんな相談がよく寄せられます。

「卵を摂りすぎると、体内のコレステロール濃度が上がって動脈硬化を引き起こす。だから卵は1日1個まで！」

とくに年配の方のなかには、この説を信じ、1日の卵の摂取量は1個という定説を、かたくなに守っている人も少なくないのではないでしょうか。

「コレステロールが危険」はウソ

結論からいうと、この「卵に多く含まれているコレステロールが危険」というのは、事実無根です。多いから悪い、ということもありません。実際、**厚生労働省の「日本人の食事摂取基準」では、2015年4月から、コレステロールの上限値を撤廃**しています。

そもそも、この「コレステロールが体に悪い」という話はどこからやって来たのでしょうか？

発端は、1913年にロシアで行われた動物実験。ウサギにコレステロールをたくさん摂らせたら、数値がバーンと跳ね上がって、動脈硬化を引き起こして危険な状態に陥った……という結果が出たのです。

でも、どうしてウサギなのでしょう？　ウサギは草食動物だから、そもそもコレステロールを代謝することなんてできないのに……とツッコミを入れたいところではありますが、信じがたいことにこんな根拠の薄い大昔の実験結果が、最近までひとり歩きしている状態だったのです。

動脈硬化の犯人はコレステロールではない！

ここでハッキリいっておきますが、**コレステロールが動脈硬化を引き起こすというのは、科学的根拠のないデタラメ話**です。

そもそも動脈硬化の原因は、**コレステロールではなく酸化ストレス**なのですから。

1章でもお伝えしたとおり、酸化ストレスのいちばん大きな要因は糖質です。

血液中の糖が血管のまわりを構成しているたんぱく質と結びついてできるＡＧＥｓ（終末糖化産物）によって、血管のしなやかさが失われ、硬くなることを動脈硬化といいます。

コレステロールは、その動脈硬化を引き起こしそうな傷ついた血管を修復するべく、血管周辺にワーッと寄り集まってくるいわば「救急車」のような存在。血管に集まったものをプラークといいます。

それを見て「ほら、コレステロールが悪さをしてる！　悪玉だ！」と、動脈硬化の犯人扱いされてしまったというわけです。

確かに動脈硬化を防ぐためにレスキューに来たＬＤＬコレステロールのプラークが動脈にくっつきすぎて、血管を詰まらせるということはあるでしょう。

しかし、糖質の摂りすぎによる酸化ストレスがなければ、コレステロールの出番だってないのです。

そもそも、糖質を控えれば血管はどんどんよみがえり、ＬＤＬコレステロール値だけが上がることはありません。

ちなみに、糖質のなかでもいちばん酸化ストレスを与えるのは、白砂糖に代表される精製糖だということも覚えておいてください。

むしろ、前のページで説明したように、コレステロールは体内の炎症を抑えたり、女性ホルモンを活性化させたりといった、優れた働きがあります。

代謝を上げてヤセたい人たちは、余計な心配をしないで積極的に取り入れていきましょう。

ただし、卵がコレステロールを多く含んでいる、というのは紛れもない事実です。そのため、ＬＤＬ悪玉コレステロール値が高めの人は、卵を増やすことで一次的に総コレステロール値が上昇することがありますが、これもしばらくすると安定するので問題ありません。それでもどうしても心配なときは医師や栄養士の指導のもとに摂取したほうがよいでしょう。

ルール1を思い出してください。

代謝を上げたいのなら、たんぱく質を積極的に摂ってほしいという話をしました。なかでも動物性のたんぱく質はマストです。

肉や魚だけで補うのが難しい動物性たんぱくを、豊富に含んでいる食品が卵です。ぜひ、積極的に活用していってください。

4 加工食品のエセヘルシーさにだまされない

私たち消費者にリピートさせることを第一の目的に、栄養よりもおいしさを追求している加工食品。そのため過剰な糖質、脂質、塩分、舌をヤミツキにさせる**うまみやコク出しの食品添加物**[05]が多く使われています。

これらを無防備に常食し続けていたら、人間が本来もつ正常な味覚、食欲は狂っていき、失われた代謝機能は一生戻らないでしょう。

スナック菓子やインスタント麺などいかにも……なものならまだしも、タチが悪いのは、「健康」や「低カロリー」をうたった〝エセヘルシー〟な加工食品群です。

たとえば「体に良い」と信じられている青汁。ところが、ある青汁スティックの原材料名を見ると、いちばんに難消化性デキストリン、次に水飴と書いてあります。これはもはや青汁ではなく、〝甘い緑の粉〟です。

こんな笑えないエピソードが、加工食品には山ほどあります。

POINT 05
うまみやコク出しの食品添加物
グルタミン酸ナトリウムとイノシン酸などを混合した「アミノ酸」、とうもろこしのでんぷんを分解加工してつくられた「果糖ブドウ糖液糖」など。強いうまみやコクを出す目的で、多くの加工食品に使われている。

主な甘味添加物

名称	特徴	甘味度
アスパルテーム	アスパラギン酸とフェニルアラニンという2種類のアミノ酸が結合してできたもの	砂糖の約200倍
アセスルファムカリウム	酢酸由来のジケテンを原料として製造される	砂糖の約200倍の甘味があり、生体内で利用されないため、ノンカロリー甘味料として使用される
カンゾウ抽出物	マメ科カンゾウや同属植物の根や根茎を粉砕または水で抽出したもの。さらに精製するとグリチルリチンとなる	砂糖の約200倍
キシリトール	樹木などから抽出したキシランを加水分解して得られたキシロースに水素添加することで得られる	砂糖と同等
サッカリン	トルエンを原料として化学的に合成される。摂取しても熱量(カロリー)とならない	砂糖の約500倍という極めて強い甘みが特徴。濃度が薄くなっても甘みが長く残る、いわゆる後味をもつ
ステビア	南米原産のキク科ステビアの葉を粉砕または水で抽出したもの。さらにそれを精製するとステビオサイドまたはレバウディオサイドとなる	砂糖の約250～300倍
D-ソルビトール	ブドウ糖を還元してつくられる	砂糖の約60%。溶解時に吸熱性があるため、口中に清涼感がある

東京都福祉保健局サイト「食品衛生の窓」より改編

魚肉ソーセージは全然ヘルシーじゃない

大変便利な加工食品ですが、本気で代謝を上げていきたいと考えているならば気軽に手を伸ばすべきではありません。

いまだに「魚肉ソーセージはヘルシー」だと信じている人がいるのは、大きな驚きです。

魚のすり身に化学的なうまみ成分を加えた加工食品という意味では、魚肉かの違いだけで、ポークソーセージとどこが違うのかよくわかりません。

魚肉ソーセージと一尾の魚、どちらが栄養価に優れているかは一目瞭然。加工食品は自然な食べ物に比べて栄養価が劣っているものが多いため、**食べものを選ぶときはできるだけ素材の形に近い食品がベスト**です。

また、加工食品に多く含まれている**食品添加物は、私たち人間が本来もっている正しい味覚や食欲を狂わせたり、腸内細菌の働きを損なわせ、食べものの消化吸収を担う腸内環境を荒らします**。

さらに、脂肪を蓄えやすくする糖質と脂質がセットになった食べものや、体内に炎症を起こし代謝を助けるホルモンの働きを阻害する過酸化脂質が含まれているものが多いというのも大きな問題です。

あるある！こんな悩み

チョコレートが止められません……

止められないのは、チョコレートではなく砂糖です!

前著『食事10割でヤセる技術』で、安価な市販チョコレート菓子のほとんどは、「チョコレート味の砂糖だ」という衝撃的な話をしました。

なぜなら、含有量が多いものから順番に記載される原材料名のトップに「砂糖」、続いて「カカオマス」と書かれているからです。

最近、私はこれを上回る

アサイーが少ししか入っていないアサイードリンク

それでも、加工食品は世の中にあまた存在します。「いきなりゼロにする」という選択肢は、現代の日本ではなかなか難しいでしょう。仕事の都合でどうしてもコンビニ弁当を食べなければならないこともあるでしょう。

ところでみなさんは、スーパーマーケットやコンビニの陳列棚の前で、商品のどこを見ていますか？　ほとんどの人は商品名やパッケージの雰囲気、あとは値段くらいしか見ていないのではないでしょうか。

私の場合、何はともあれまっさきに商品をひっくりかえして**裏の原材料名を確認**します。

まず、よくわからないカタカナ文字（食品添加物）が羅列されている加工食品は大抵アウト。また商品名と原材料名が一致しているかどうかも、注意深くチェックしていきます。

たとえば、「アサイードリンク」にアサイーが少ししか入っておらず、大半はブルーベリーと砂糖で構成されていたり、果糖ブドウ糖液糖が主体の「亜麻仁油ドレッシング」だったり……。エセヘルシーな加工食品の〝まやかし〟がいろいろと見えてくるのが裏のラベルなのです。

チョコレート菓子を発見しました。なんと、原材料名のトップに「チョコレート」「砂糖」と記載されているのです。

「その原材料のチョコレートは何からできているのだろうか？　市販のチョコレートに何か手を加えたのだろうか？」。私は警戒心でいっぱいになりました。

このように原材料名を見ても意味がよくわからないものは、極力避けるのが無難です。

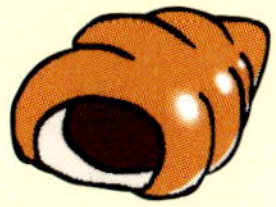

5 油を制するものはダイエットを制す！

いまだに「油は太る」と決めてかかっている人が多いのですが、代謝をサポートしてくれる種類の油もあります。**代謝が悪い人こそ、必要な油、良質な油について学び、積極的に摂っていかなければなりません**。

油は大きく分けると、飽和脂肪酸と不飽和脂肪酸の2種類があります。飽和脂肪酸は、常温で塊になっている肉の脂などを指し、不飽和脂肪酸は、オメガ3、オメガ6、オメガ9といった種類に分かれます。

簡単に説明すると、**みなさんが積極的に摂るべき〝代謝アップ油〟はオメガ3、避けるべき油はオメガ6**です。オメガ9と飽和脂肪酸は、オメガ3と6の中間に属するような油で、糖質の摂取量に応じて摂る量を調整します。

最後に、マーガリン、ショートニング等、加工食品にも多く含まれる**トランス脂肪酸**[06]。これは自然界に存在しない化学的な油です。代謝を下げるどころか、発がん性なども危ぶまれており、避けるに越したことはありません。

POINT 06
トランス脂肪酸
植物性油に水素を添加させ、化学的に元素を変換させてつくられた自然界には存在しない油。「狂った油」とも呼ばれ、アメリカでは2018年までに全面禁止になる。

油脂の種類

脂肪酸

不飽和脂肪酸

常温で液体。エネルギーや細胞膜の材料として使われる。血中の余分な中性脂肪やコレステロールを減らし、血栓を防ぐ働きをもつ

飽和脂肪酸

常温で固体。エネルギー源、体の構成成分になる。その一方、血液中の中性脂肪やコレステロールを増やす。血液をドロドロにしたり体内に蓄積されたりして、体脂肪になりやすい。肉類、バター、ラード、ココナッツオイルなどに含まれる。

パルミチン酸、ステアリン酸、ミリスチン酸、ラウリン酸など

多価不飽和脂肪酸

中性脂肪を低下させ、抗アレルギーの肩書きをもつ。体内でつくれない

一価不飽和脂肪酸

酸化されにくく安定している。体内でつくることができる

オメガ3系列 （代謝UP）

α-リノレン酸／EPA／DHA

オメガ6系列 （代謝DOWN）

リノール酸／γ-リノレン酸

オメガ9系列

パルミトレイン酸／オレイン酸

「オメガ3」は代謝アップの救世主

余計な脂肪を減らすために積極的に摂るべき油「オメガ3」は、残念ながらふだんの生活でかなり意識しないと摂りにくい種類です。

イワシやサバなどの青魚をはじめ、魚介類、くるみ、亜麻仁油、エゴマ油など一部の植物油と野菜に、少量、含まれています。

オメガ3は、血液をサラサラにして細胞膜を柔らかくし、体内の炎症を抑える作用があります。

一方、揚げ物をするときなどに使われるサラダ油、大豆油やコーン油などオメガ6を多く含む油は、血液をドロドロにして体内の炎症を促進します。

1章で、代謝異常を起こしている人は、代謝を司る〝ヤセホルモン〟であるレプチンをキャッチする受容器が炎症を起こして、食欲が止まらなくなるという話をしました。

オメガ3不足でオメガ6過多の食生活にかたむいていれば、レプチンの働きを良くすることはできません。

とくに**オメガ3はもちろん、たんぱく質の宝庫である青魚は、1日1尾を目標に積極的に摂りたい**ものです。

あるある！こんな悩み

小腹が空いたとき何を食べたらいいの?

私、バターをおやつ代わりにつまんでいます

代謝を上げてくれる飽和脂肪酸。加熱による酸化の心配もないので、私はラードやバターをよく使います。ラードはチューブタイプがスーパーで売られています。中華などの炒め物に自然なコクを出してくれるのでオススメです。

一方、料理の調味料に使うバターですが、最近は、小腹が空いたときにそのままつまんでいます。「ソレ、気

糖質オフするなら飽和脂肪酸を解禁する

前著では、「ラードやバター、肉の脂身に代表される飽和脂肪酸を多く含む食品を摂りすぎると、血液がドロドロになる」という警告をしました。

しかし、血液がドロドロになる原因は、糖質と脂質をセットで摂っているため。糖質制限をしている場合は、そこまで心配する必要はありません。

むしろ**糖質コントロールを前提とする本書の姿勢からお話しすると、飽和脂肪酸を上手に解禁していく必要がある**のです。

というのは、**魚や一部の植物油に少量含まれるオメガ3だけでは代謝に有用な油を十分にまかないきれない**からです。

糖質を控えて油を摂ることで、糖質代謝モードから脂質代謝モードにスイッチさせやすくなり、体脂肪が燃えやすい体になります。

また、米などの炭水化物を減らすことによって生じやすい便秘や空腹感を解消する、食の満足度を上げる、腸内細菌の働きを促して消化吸収機能を高めるなど、飽和脂肪酸を摂るメリットは大です。

ですから、「代謝を上げる」という意味でみなさんが肉をチョイスする場合は、赤身肉ではなく脂身の多いバラ肉がより良い、ということになります。

持ち悪くならないですか!?」と驚かれますが、私は平気です。

バターには腸内細菌のエサとなり、素早くエネルギーに切り替わる短鎖脂肪酸が多く含まれています。ココナッツオイルなどに多く含まれる中鎖脂肪酸よりも代謝がスピーディです。

変なおやつに手を伸ばすくらいなら、断然バター！

ただし、「糖質を意識的に減らしている人は」と条件がつくことを覚えておいてください。

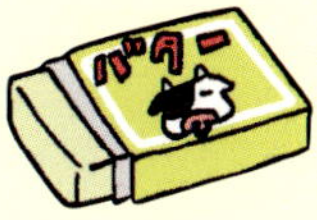

6 どうしても食べたいなら米は1食80グラムまでにする

これまで、糖質の摂りすぎが肥満と代謝ダウンの元凶になると散々お話ししてきました。しかし「私、お米が大好きだからガマンするなんてできません！」という人もなかにはいるでしょう。

別にガマンする必要なんてありません。**糖質依存症**[07]ぎみの人が、いきなりお米をすべてカットするというストイックな糖質制限を始めるほうがよほど危険。糖質禁断症状に陥って、リバウンドするのが目に見えています。

お米を摂るときの森ルールは、1食80グラム。量にするとお茶碗に軽く1杯、こぶし1個ぶんくらい（参考までに、コンビニのおにぎりは1個110グラム前後です）。これをしっかり噛みしめながら味わってください。

ちなみにお米80グラムの中に含まれる糖質量は、約20グラム。これくらいの量であれば、血糖値が急上昇して肥満ホルモンであるインスリンが出すぎる心配はありません。

POINT 07

糖質依存症

「シュガーホリック」とも呼ばれる。甘い食べ物や炭水化物をやめられない人のこと。糖質を摂って血糖値が上がると、脳内では報酬系神経伝達物質・ドーパミンが分泌され快楽を覚える。これをくりかえすと、中毒のように糖質を欲するようになる。

インスリンの働き

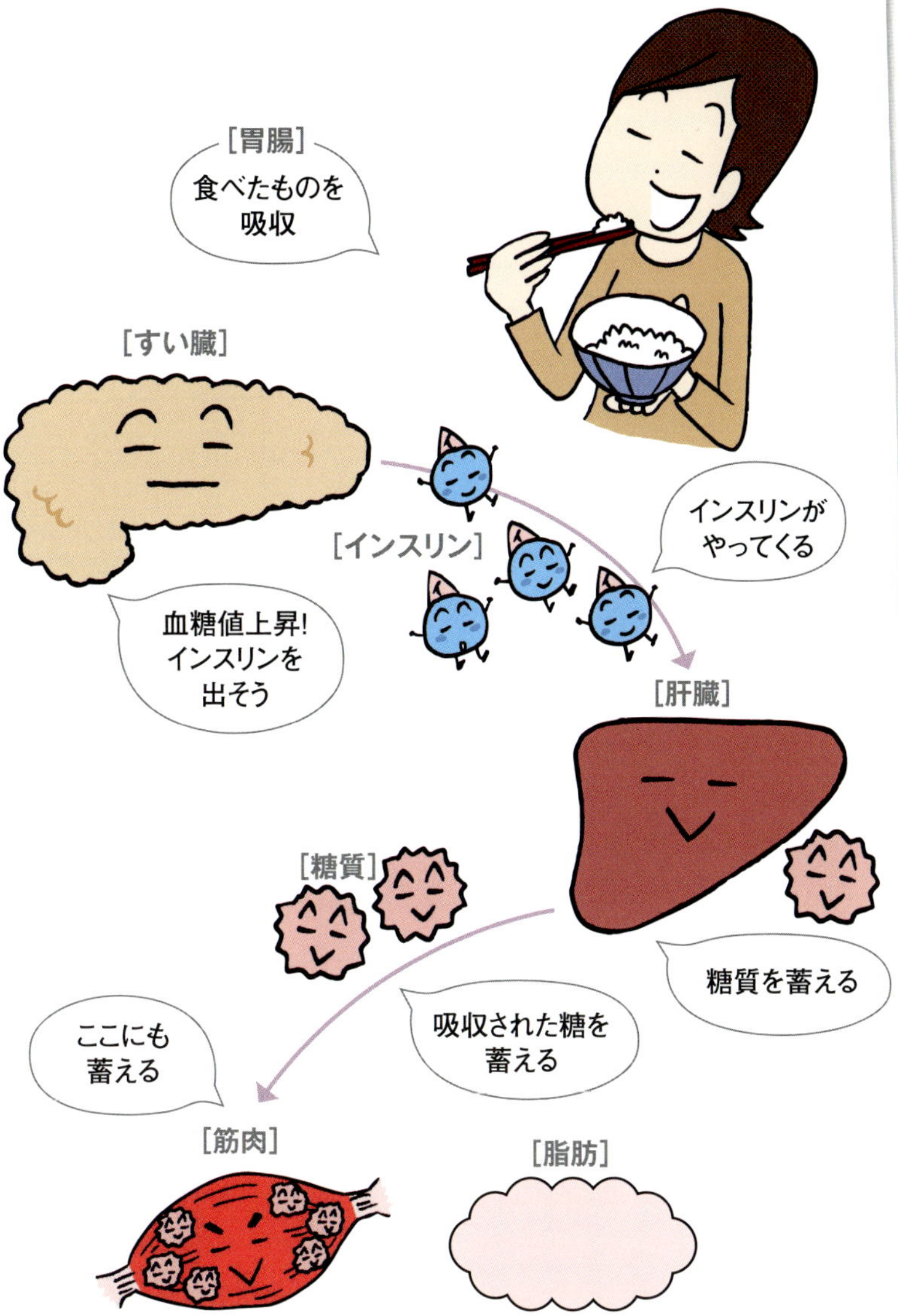
[胃腸]
食べたものを吸収
[すい臓]
血糖値上昇! インスリンを出そう
[インスリン]
インスリンがやってくる
[肝臓]
糖質を蓄える
[糖質]
吸収された糖を蓄える
ここにも蓄える
[筋肉]
[脂肪]

1食米抜き〝プチ糖質制限〟のすすめ

肉、魚、卵、大豆といったたんぱく質を多く含む食品を十分に摂ったうえで、「私、やっぱり3食お米を食べないとお腹が空いてしまう！」という人は、まずカロリーのことなど心配せずにしっかり食べてください。

ムリに1食お米を減らして、代わりに余計なおやつに手を出すほうが、よっぽど本末転倒です。

もし1食お米を抜いてもそれほど空腹感がないという人なら、朝か夜だけ主食をカットする〝プチ糖質制限〟で効果を得ることができます。ちなみに私の場合は、お米を食べる機会は昼に1回というパターンが多いです。食べるお米の種類については、「玄米ならなお可」というくらい。玄米でも白米でも雑穀米でもおかずに十分栄養があれば、大差はありません。

玄米は「ビタミン、ミネラルが豊富。白米の栄養の3倍！」「血糖値をゆるやかに上げてくれる低GI値食品」などといわれています。

しかしお茶碗一杯分80グラムのなかの栄養素の3倍といっても、その量はたかが知れています。同じ意味で、GI値のこともそれほど気にする必要はないでしょう。

あるある！こんな悩み

物足りなくなって結局リバウンド……

ハードすぎる制限をしていませんか?

大ブームの糖質制限ですが、やり方を間違えると、リバウンドという思わぬ落とし穴にハマってしまう可能性があります。

糖質制限は、もともとは糖尿病患者のための食事療法です。その分野の第一人者であるドクターが提唱するメソッドのひとつに、「お米、小麦等の主食は一切摂らない。野菜などに含まれるぶんを加味して1日に摂

食後に眠くなるのは糖質オーバーのサイン

昼食を摂ってしばらくしてから、急激に睡魔が襲ってくるという人は結構多いと思います。

午後の仕事の集中力ややる気をそぐ、かなりヤッカイな生理現象ですが「いつものことだから仕方ない」とあきらめていませんか？

じつはこれ、**食事のときに糖質を摂りすぎてしまったかどうかを示す、体からのわかりやすいサイン**なのです。

今日の昼食で何を食べましたか？　ご飯大盛り、カツ丼、ラーメン、パスタ……糖質まみれの食事で食欲を満たしませんでしたか？

糖質をたくさん摂る↓血糖値が上がる↓血糖値を下げるためにインスリンの追加分泌が盛んになる、という状態になると、オレキシンというホルモンが抑制されて眠気を誘うといわれています。

オレキシンとは、体を覚醒させるホルモンで、インスリンが急激に多量に分泌されると抑制されて、体がだるくなったり、眠くなったりするようです。

糖質の摂取量を抑えればオレキシンへの影響は少ないので、代謝と眠気を一緒にコントロールしていきましょう。

る糖質の摂取量を20グラムまでに抑える」というものがあります。

私は、ここまでハイレベルな糖質制限をダイエット目的の人が行う必要はないと考えています。

お米好き、パン好き、お菓子好きのあなたから、ある日突然すべての糖質を取り上げるというやり方は、リバウンドの可能性大。長期的に見て、決しておすすめはできません。

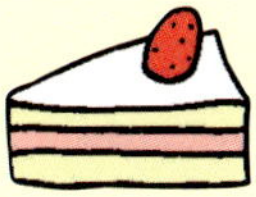

どうしても食べたいなら
米は1食80グラムまでにする に対する

よくある反論

逆にお米を食べてダイエットする方法もありますよね？

高炭水化物ダイエットで友だちはヤセた！

日本人は昔から、白米を食べて来たんだし……

主食を減らしてヤセると、リバウンドしやすい。

A

ムダなものを食べなくなっただけでしょ！

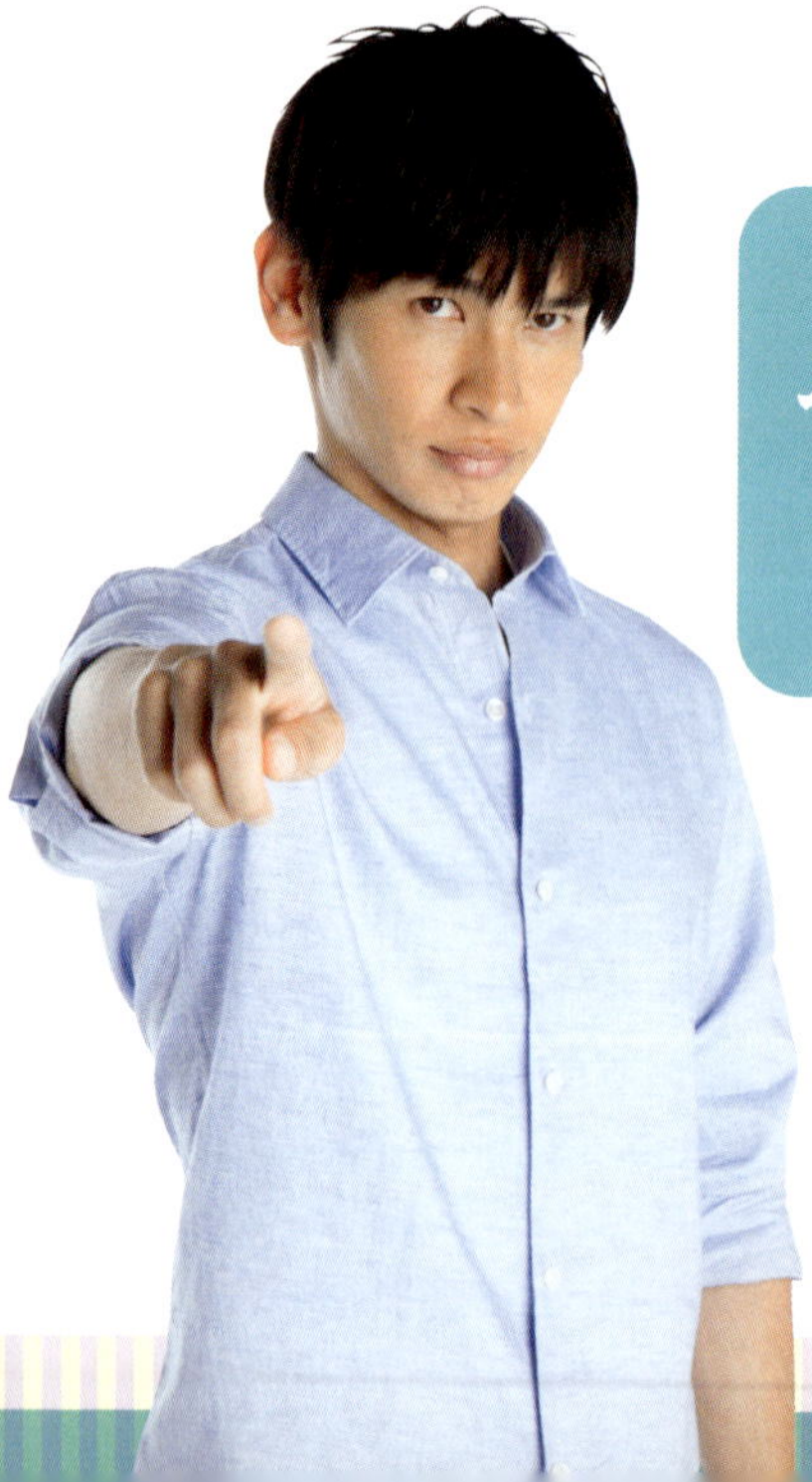

お米は決して悪いものではありません。お米を食べることによって、加工食品やジャンクフード、お菓子を食べなくなったのであれば、それはそれでいいと思います。

「お米をたくさん食べてヤセる」というダイエット法が、一時期話題になりました。

何事も、まずはやってみるのが私の性分なので、まずは1週間、お米を毎食1合以上食べるという「高炭水化物食」を試してみました。

大量の米と少量のおかずとみそ汁だけなので、必然的に咀嚼の回数が増え、食べるスピードが遅くなるのがわかりました。腹もちもよく、間食など、摂ろうという気持ちにもなりません。

しかし、インスリンが多量に出るからか、食後のダルさが抜けず、眠くなりやすく、そして血糖値を測定してみたところ食後数値がいっこうに下がる兆しがありませんでした。

それまで糖質を摂らなかった人間が、いきなり糖質を摂りまくるのですから、ムリもありません。

人によっては「高炭水化物食」を続けることでインスリンの反応が良くなって、血糖値が上がりづらくなっていき、眠気なども感じなくなっていくということのようですが、少なくとも私には、何の変化もありませんでした。

もちろん、このやり方が合う人もいると思います。

お米自体には水分と食物繊維が豊富なので、便通が良くなる、咀嚼の回数が増える、満腹感を得られるというメリットもあるのは事実です。

ただ、**私は「お米を食べるからヤセる」というのに対しては少々懐疑的で、ヤセた本当の理由はほかにある**と思っています。

ヤセた理由はお米のおかげじゃなかった!?

お米を1食1合も食べると、ビックリするくらいお腹が空きません。当然、おかずもあまり食べられなくなります。

もともと太りぎみで、外食が多く自炊もしない、昨日何を食べたかもよく覚えていない……というくらい食に対して無頓着だった人が、とにかくお米中心の食生活を意識する。

それによって、菓子パン、甘いお菓子、ジュースをはじめとする絶対に減らすべき精製糖や血糖値を急激に上げてしまうような甘味料、オメガ6やトランス脂肪酸の多いジャンクフードや加工食品など、高カロリーで代謝を著しく低下させる食べ物を摂る機会がほとんどなくなった。

ダイエットに成功した本当の理由は、ここにあるのではないでしょうか。

とはいっても、**「余計な食べ物を手放せるようになる」ことは、案外重要なポイント。これが成功するのであれば、お米をたくさん食べるという〝荒療治〟をする価値は十分にある**と思います。

高炭水化物ダイエットに脂質は天敵です!

また、みなさんのなかには、「おかずではなくお米を中心とする食事」が、自分のライフスタイルにハマるという人もいると思います。

私が提唱する、肉、魚、卵などのたんぱく質をたくさん摂取して炭水化物を極力減らす「高たんぱく質・

低糖質」の代謝アップ食は、お気づきのように高炭水化物ダイエットよりコストがかかります。

自由になるお金が少ない若い世代や、お母さんや奥さんが食事メニューや食費をコントロールしている家庭などは、代謝アップ食にチャレンジしたくても「あんた、めちゃくちゃ金のかかるこというね」と難色を示される場合があるかもしれません。

「おかずをモリモリ食べる」は家計を圧迫する可能性がありますが、「お米をモリモリ食べる」なら、そこまで露骨にイヤな顔をされる可能性は少ない。そうであるならば、各人、各家庭の事情に合わせてできる範囲のことをすれば良いと、私は思います。

ただし**高炭水化物ダイエットをする場合は、脂質を抑えるのが大原則**です。

つまり、お米といっしょに食べるおかずには注意が必要なのです。

揚げ物や炒め物の量を減らしたり、卵や肉などの動物性たんぱくを控えたり……。高たんぱく質低カロリーの食事よりも、さらに食の選択肢やバリエーションは少なくなる可能性が高いと思います。

いちばん良いのは、後述する「マゴワヤサシイ」を積極的に摂ることです。本書でおすすめしている肉や卵は、脂質が多いので、この場合は摂りすぎを控えます。

というのも、糖質に脂質がプラスされてしまうと、食の改善どころではないからです。溜め込みやすい体になり、どんどん肥満度は増します。

大切なのは、総合的に考えること。何であれ、妄信は危険です。

7 2大肥満食「砂糖」と「小麦」は悪魔の食べもの

あなたの**代謝機能を低下させている大きな原因は、糖質の摂りすぎ**です。なかでも「砂糖」と「小麦」の2つは、悪魔の食べものだと考えてください。

まず血糖値をグングン急上昇させ、肥満ホルモンであるインスリンを分泌しやすくする食品であること。

次に、**悪玉菌**[08]のエサになりやすく消化吸収の要になる腸内環境を荒らす原因になることもネックです。

さらに、小麦に含まれているたんぱく質のうち、グリアジンとグルテニンが85%を占めていて、このふたつが絡み合ったものを**グルテン**[09]といいます。このグルテンは、食欲を増進させる働きがあるのです。

さらに、糖や小麦を摂りすぎると、代謝を高める働きのあるビタミン、ミネラル類、たとえばビタミンB_1、マグネシウム、ナイアシンなどの栄養素を著しく消費してしまいます。

POINT 08
悪玉菌
人間の腸に存在する細菌のうち、消化物に作用して有害物質を生み出し、人体にマイナスの作用をもたらすもの。ウェルシュ菌、大腸菌、ブドウ球菌など。

POINT 09
グルテン
小麦の胚乳に含まれる、たんぱく質の一種。小麦を練ると弾力のある粘り気が生まれるが、これのもとになるもの。

目指せ! グルテンフリー

グルテンを食べないだけで、キレイな体型が目指せる――それが、グルテンフリーダイエット。小麦や大麦、ライ麦など穀物の胚乳から生成され、とても身近なため、無意識のうちに摂取していることも少なくありません。一般的にグルテンが多いとされる食品を意識して避けるだけでも違ってきます。

一般的にグルテンが多いとされる食品

- パン パスタ うどん ラーメン
- ベーグル 焼きそば マカロン
- 全粒粉 パン粉 ピザ生地
- ワンタン 餃子の皮
- 天ぷら・から揚げの衣
- 肉まんの皮 洋菓子
- カレー・シチューのルゥ
- ビール 発泡酒

グルテンを含まないとされる食品

- 米 雑穀 餅 十割そば ビーフン
- 春雨 米粉パン 米粉 玄米粉 そば粉 大豆粉 葛粉 片栗粉
- コーンスターチ
- ベーキングパウダー
- ココナッツパウダー
- 肉 魚 野菜 果物 豆類 芋類
- 豆腐 こんにゃく 納豆 バター
- チーズ ヨーグルト 和菓子
- チョコレート ゼリー ポップコーン
- ナッツ

小麦粉の種類

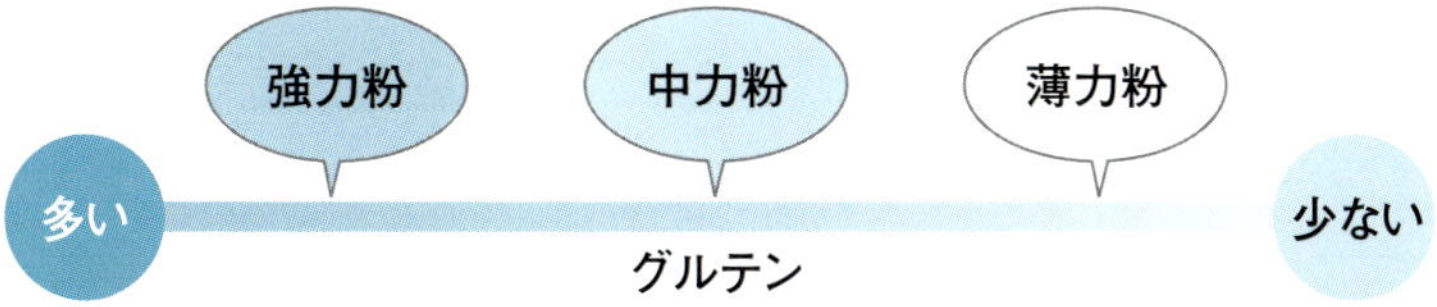

砂糖は脂質代謝の天敵

世の中には星の数ほどのダイエット本が出ていますが、「砂糖を積極的に食べろ！」と推奨しているものはひとつもありません。

砂糖は、代謝の天敵でもあります。いまからその理由を説明しましょう。

糖質を摂ると血糖値が上がり、インスリンというホルモンを出して血糖値を下げます。インスリンは、脂質代謝をストップさせる肥満ホルモンです。

糖質のなかでも**砂糖は、糖の吸収の速さを示すGI値（グリセリック・インデックス）が最上位ランクの、高GI値食品**に入ります。

砂糖を食べて高血糖状態になる↓インスリンをどんどん追加分泌して応戦。これが、スイーツやジュースや菓子パンを常食している人たちの体のなかで、年がら年中起こっていることです。この状態で代謝が上がりヤセることができたら、奇跡としかいいようがありません。

砂糖は、その姿形を見せず、加工食品に大量投入されています。たとえば、清涼飲料水には、角砂糖12～15個ぶんに匹敵する糖質が含まれているとか。

砂糖を食べている意識なく砂糖まみれの加工食品に手を伸ばす、これは最も恐ろしいことです。

あるある！こんな悩み

低糖質のブランパンなら食べてもセーフですか？

パンはパン。アウトです

最近、糖質制限ブームの影響もあってか「糖質〇％オフ！」をうたい文句にしたアルコール類や加工食品をよく見かけます。

パン好きな人のなかには、小麦粉より糖質の少ないふすま粉を配合した「ブランパン」に関心を寄せている方も多いと思います。

「森先生が糖質をカットしろというので、コンビニの

パン、麺類中心の食生活から足を洗う

小麦を使った食品もまた世の中にあふれかえっているため、「摂らない生活なんてムリじゃない？」と心配する人もいると思いますが、考え方は意外とシンプルです。

小麦製品の代表選手ともいえるパン、麺類をできるだけ避ける。

そして摂取する糖質は、お米と芋だけにする。もちろんスナック菓子などを排除するのは当たり前。このルールを守るだけで、普通の人ならトントン拍子にヤセていくでしょう。

とくにパンは、〝栄養不足＆エネルギー過多〟をカタチにしたようなジャンクフードです。

菓子パンなら1個500キロカロリー超えのものもありますし、糖質と脂質以外の栄養素がほとんど含まれていないほか、マーガリンなどのトランス脂肪酸が使われていることも少なくありません。

「パン、麺類がどうしてもやめられない」という人は、まず「やめる」という考え方そのものをやめて、**本当に体に必要な食品でお腹を満たしていくという考え方**にスイッチしてください。

ブランパンをすすんで買っています！」とうれしそうに報告してくれる人がいるのですが、私は常日頃から「パンは控えましょうね」といっていますし……。

「糖質制限パンだから大丈夫。食べてもOK！」ではありません。要はそれでお腹をふくらませて、代謝のために本当に必要な食品を摂る機会が失われてしまうことを私はいちばん問題視しているのです。

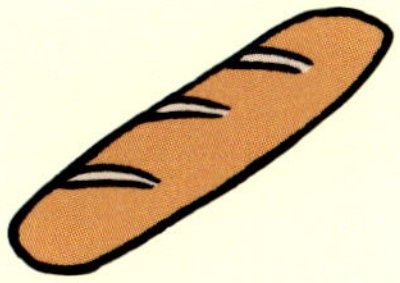

08 それでも迷ったら「マゴワヤサシイ」を食べる

代謝を上げるためのマスト食材は、肉、魚、卵といった動物性たんぱく質。そして、糖質や一部の油、加工食品を極力減らすことはわかった。するど「じゃあ、ソレ以外のおかずは何を食べたらいいの？」という素朴な疑問が出てくるわけです。そこで登場するのが、**日本に昔からある食材を総称した「マゴワヤサシイ」**なのです。

マは豆類、ゴはゴマなどの種子類、ワはワカメなどの海藻類、ヤは緑黄色野菜、サは魚、シはしいたけなどのキノコ類、イはイモ類を指します。これらは、代謝をサポートする栄養素を豊富に含む食材でもあります。

まず、マとサは、たんぱく質摂取の柱。ゴは良質な脂質が豊富、ワはビタミン、ミネラル、マグネシウム、ビタミンB群、**水溶性食物繊維**[10]、シはカロリーが少ないですが水溶性食物繊維が多い。イも食物繊維が多く、米に並んで摂ってもOKな糖質という立ち位置になります。

POINT 10

水溶性食物繊維

食物繊維には水溶性と不溶性があり、1：2で摂ることが理想。水溶性は糖分の吸収速度をゆるやかにし、食後血糖値の急激な上昇および脂肪の吸収を抑えるほか、血中コレステロール値を減少させる働きもある。

「マゴワヤサシイ」の栄養素

マ

豆製品

みそや納豆、豆腐、大豆、小豆、ゆばなど。

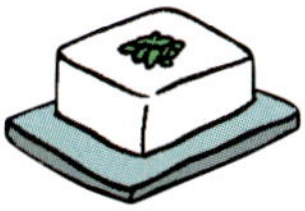

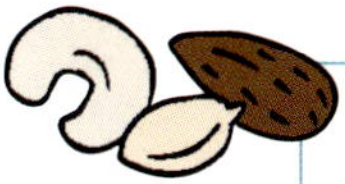

ゴ

ゴマ

ゴマなどの種子類。ナッツ、くるみ、アーモンドなど。

ワ

わかめ

ひじき、昆布、もずく、のり、寒天、わかめなどの海藻類。

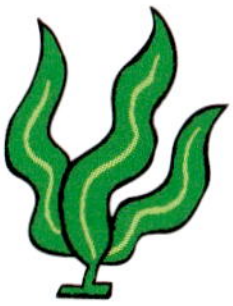

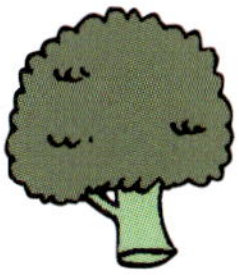

ヤ

野菜

野菜類。淡色野菜よりは緑黄色野菜を中心に。

サ

魚

小魚や背青魚を中心に良質のEPAやDHAを。

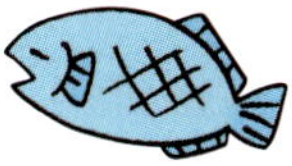

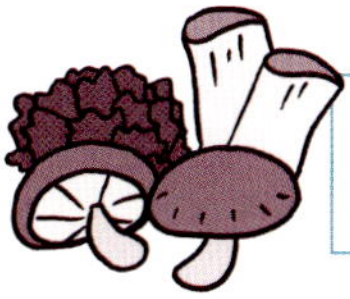

シ

しいたけ

舞茸、エリンギ、きくらげ、えのき、椎茸などのきのこ類。

イ

いも

さといも、さつまいも、やまいもなどのいも類。

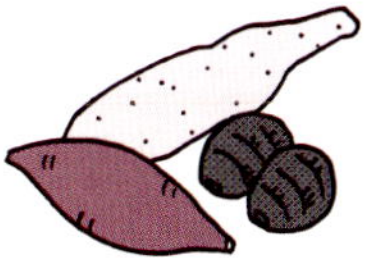

とはいっても「マゴワヤサシイ」が絶対ではない

「マゴワヤサシイ」は積極的に摂ってもＯＫな食品だと伝えたばかりですが、じつのところ、体に必要な栄養素を理想的なカタチで摂り入れることができる動物性たんぱく質が豊富な食品（肉、魚、卵）を十分食べていれば、代謝の良い体をつくることは可能です。

極論をいうと、もし必要なたんぱく質が摂れているのであれば「マゴワヤサシイ」はマストではない、ということです。

私がたまにやる「５００グラムのステーキだけで食事終了！」でもかまわないのですが、それはあまりにも非現実的だという人も多いでしょうし、満足できる人も少ないと思います。

肉以外にも食べたいものはあるだろうし、１日に魚を何尾も焼いているわけにもいかない。そのうえ選べる食材のバリエーションが多いほうが、食事の楽しみも増えるでしょう。

そこで、**動物性たんぱく質が豊富な食材をしっかり摂ったうえで、それでも足りないのであればそのぶんを補完する**という考え方で、そのほかの豆類や野菜、海藻類を取り入れてみてください。

あるある！こんな悩み

家計がピンチです！
肉ばかりは
キツイ……

どうせかさ増しするなら緑黄食野菜やキノコで

野菜は肉や魚に比べて価格も安いものもあるため、食費節約のために利用する人も多いでしょう。

育ちざかりの子どももいて経済的にもかさ増しが必要という場合には、1袋10円のもやしではなく、豆もやしにするか、緑黄色野菜を投入してください。

緑黄食野菜とは、ニンジン、カボチャ、トマト、ピー

〝ヤ〟（野菜）で食事をカサ増しするのは厳禁！

「マゴワヤサシイ」食品は、代謝に必要な栄養素を含み、なおかつ低カロリーなものが多いので、ダイエッターにとっては魅力的に思えるでしょう。

ここで多くの人が犯しやすい過ちは、「野菜中心の食生活をすればヤセる」と思い込んで、草食動物顔負けの食生活に走ることです。

野菜にはもちろん、ビタミン、ミネラルなど代謝に有用な栄養素も含まれています。

しかし〝低カロリー〟にとらわれて、野菜や海草、キノコを食べることを優先し、「肉や魚や卵はおまけ」の状態にしてしまうのはナンセンスです。

野菜中心の食事で一時的に体重は落ちるかもしれませんが、代謝を上げて一生太りにくい体を手に入れるという意味では、大失敗のパターンです。

何度もいうように**代謝アップに必要なのは、1にも2にもたんぱく質**。「マゴハヤサシイ」のうちでも、マ（豆類）とサ（魚）以外は、含まれるたんぱく質は微量です。

カサばかり稼ぐ野菜でお腹を満たしていると、代謝を上げるためにいちばん必要な栄養素を摂る機会を失う羽目になります。

マンなど色の濃い野菜。

一方もやしは、キャベツ、白菜、大根、キュウリなど、淡色野菜の仲間です。

食物繊維の量はどちらも同じくらいですが、ビタミンやミネラル、抗酸化作用があるフィトケミカルの含有量は緑黄色野菜に軍配が上がります。

同様にビタミン、ミネラル、食物繊維が豊富で低糖質、うまみ成分が豊富なキノコも積極的に活用していくと良いでしょう。

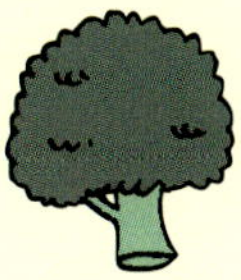

それでも迷ったら
「マゴワヤサシイ」を食べる　に対する

よくある反論

低カロリー食品を食べていたらヤセましたよ？

食事の前にたくさん水を飲んでいます

総摂取カロリーを基礎代謝以下に抑えれば、太らないはず！

こんにゃくゼリーはダイエットの定番だし……

A

「とにかく低カロリーが正解」は間違い！

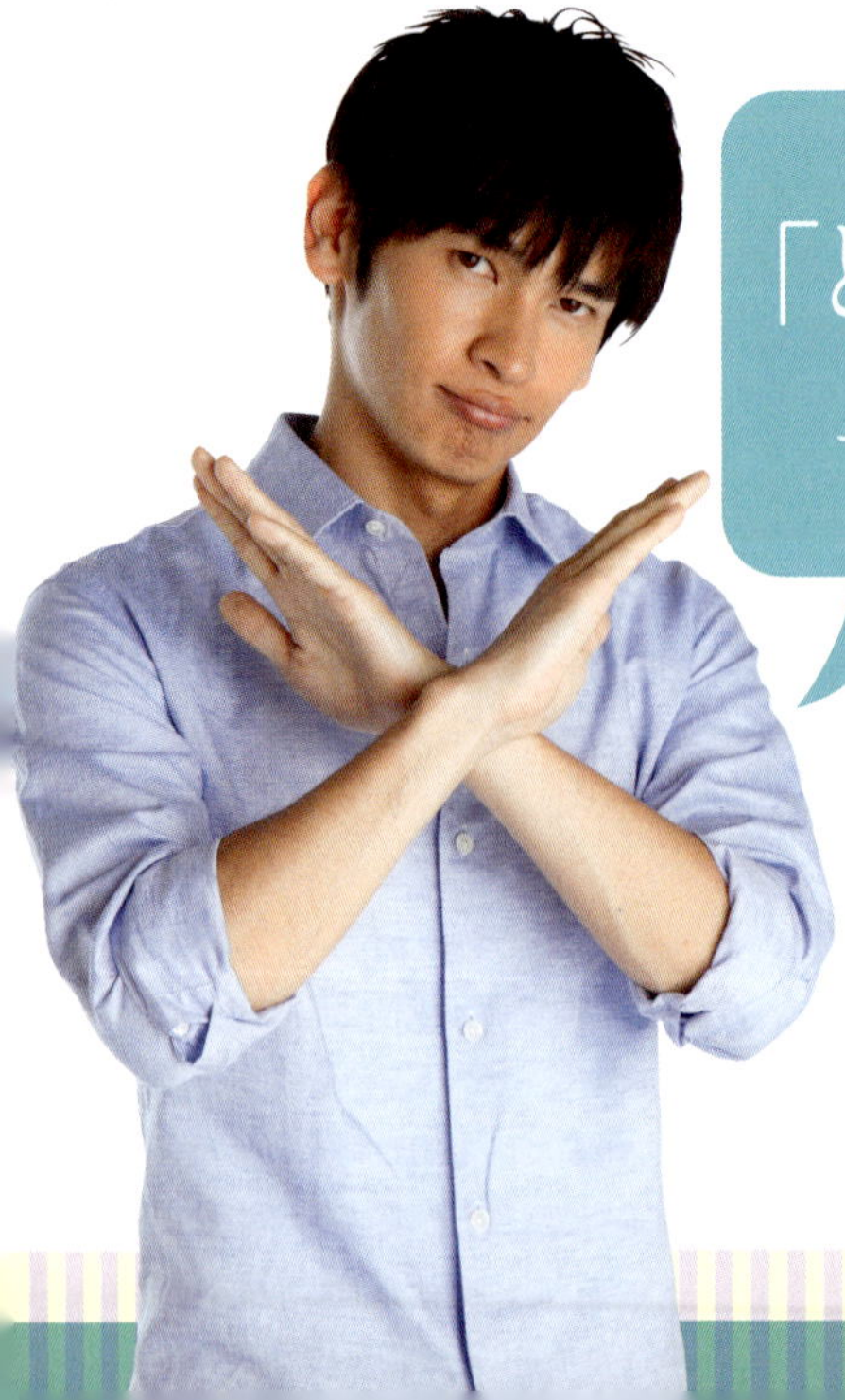

低カロリーのものばかりを食べていると、体重が落ちるにつれて筋肉も減り、脂肪だけが残ります。それを続けていると、ハリのないヤセにくい体になってしまうのです。

私が運動指導を担当している20歳のクライアントさんで、「お菓子はお米より軽いから太らないですよね？」などと、食べものの重さで太る、太らないを判断している人がいました。

彼女のケースはヒドすぎますが、みなさんが「これが正解！」と信じてやまない定番のダイエットセオリーのなかには、明らかな「不正解」がひそんでいる場合があるのです。

そのひとつが、誰もが信じて疑わない〝低カロリー神話〟でしょう。

いまのダイエット市場では、とにかく摂取カロリーを抑えることが最重要課題で、栄養素のことなど二の次……どころか、おかまいなしになっている悪しき傾向があります。

0キロカロリーゼリーを食べても体脂肪は燃えない

たとえば草食動物のように「肉より野菜をせっせと食べる」パターンもそうです。代謝を上げるという意味では、これほど非効率なことはありません。

「野菜炒め」という定番メニューを例にとれば、**野菜たくさん、肉少な目の「野菜肉炒め」より、肉ドーン、野菜ちょろっとの「肉野菜炒め」を食べるのが正解**です。

キャベツ、もやしなどの野菜でかさ増ししても代謝は上がりにくいですし、それでお腹を満たしていたら本末転倒です。

ドカ食いを防ぐために、食前に水を飲めるだけ飲むという方法もありました。そんなことをしたら胃液が薄まり、食べものを消化したり栄養を吸収したりすることができなくなってしまいます。

さらに、もっといただけないのは、「0キロカロリーのゼリーを食べていればヤセる！」と妄信しているパターンです。

チョコレートを食べるならゼリー↓ゼリーよりコンニャクゼリー↓コンニャクゼリーより0キロカロリーゼリー……カロリーだけで判断すれば、確かに最短ルートでヤセ細る食べ物には違いありません。

危険なのは、「0キロカロリーゼリーはヤセる食材だ」という間違った思い込み。ここでハッキリといっておきましょう。すべての食品、食べものには、「食べてヤセる」という効果はありません。

50gの0キロカロリーゼリーは0キロカロリーですが、牛肉50gなら約150キロカロリー。一見、牛肉を食べるより0キロカロリーゼリーを食べていたほうが、太るリスクは少なく思えます。

問題は、単純なヤセるヤセないではなく、**低カロリー食品は、そのカロリーの低さに比例して、栄養素も少ないものが総じて多い**ということです。

いちばんの弊害は、**栄養素の少ないものでお腹をいっぱいにして、代謝を上げるために必要な栄養素を摂る機会を失ってしまうこと**。要は栄養失調の状態なのです。

主食の米に混ぜてお腹をふくらませるマンナンライス、低カロリーをうたうしらたき麺やハルサメヌードルなども同類でしょう。

1000キロカロリーのナッツを食べても太らない！

話は変わりますが、私の定番間食はナッツ。カバンに入れていつももち歩いています。

商品裏の栄養表示を見ると、一袋約1000キロカロリーという恐ろしい数字が書かれています。ちなみに私が最近間食でよくつまんでいるバターは、100グラムあたり700キロカロリー。ナッツもバターもカロリーだけで判断すれば、普通は食べる勇気がなかなか出ない食品です。

「そんな高カロリーなものを食べて本当に大丈夫ですか？」「森さんは運動をしているから太らないんでしょ？」とよく聞かれますが、運動とナッツは関係ありません。

まず、ナッツの袋やバターの箱に書いてある栄養成分表示を見てください。

脂質が栄養成分のほとんどを占めています。これならカロリーが多少高くても当たり前。ただし、脂質の高い食品は、一緒に糖質を摂ってさえいなければ、食べたところで太ることはありません。糖質によるインスリン追加分泌がなければ、余分なエネルギーは排出される作用があります。

ナッツやバターは間食しても、いいことずくめです。そもそも脂質が豊富な食材は、脂質代謝を高めてくれる効果があります。また、アーモンドは糖化物質であるＡＧＥｓの生成を抑制し、くるみには体内の炎症を抑えてくれるオメガ3、バターには腸内細菌のエサとなり脂質代謝をスピーディにする短鎖脂肪酸が、多く含まれています。

代謝と栄養素のことを理解すれば、カロリーなんてちっとも怖くありません。基礎代謝1500キロカロリーの人が、合計2000キロカロリーを超える食事を摂ったとしても、食べる物を間違えなければ太ることはありません。

みなさんもそろそろ〝低カロリー至上主義〟から卒業しませんか？

9 空腹は代謝アップスイッチをオンにする絶好のチャンス！

ここでは、あなたが大の苦手とする「空腹」について前向きになれる話をしたいと思います。

じつは私たち人間は、自ら糖質をつくりだす力をもっています。体内に糖質が足りなくなったとき、生命の維持に必要な一定の血糖値を維持していくために、肝臓でブドウ糖を生み出すのです。これを「**糖新生**」[11]と呼びます。たんぱく質であるアミノ酸等を材料に体内で糖をつくるしくみですが、**糖新生が起こると脂質代謝が高まり、体脂肪燃焼の絶好の機会**となるのです。

じつは糖新生が起こるのは、空腹時、絶食時、睡眠時など、血糖値が大きく下がっている〝飢餓モード〟のとき。

どうしようもない空腹感が訪れたら、「今こそ体脂肪がエネルギーに変わっている！」と喜んでください。

そのときに摂る食事が代謝アップ10割メニューなら完璧です。

POINT 11
糖新生
動物がアミノ酸などの糖ではない物質から糖（グルコース）をつくること。血糖が低下した場合などに起こる、肝臓機能のひとつ。

「解糖」と「糖新生」

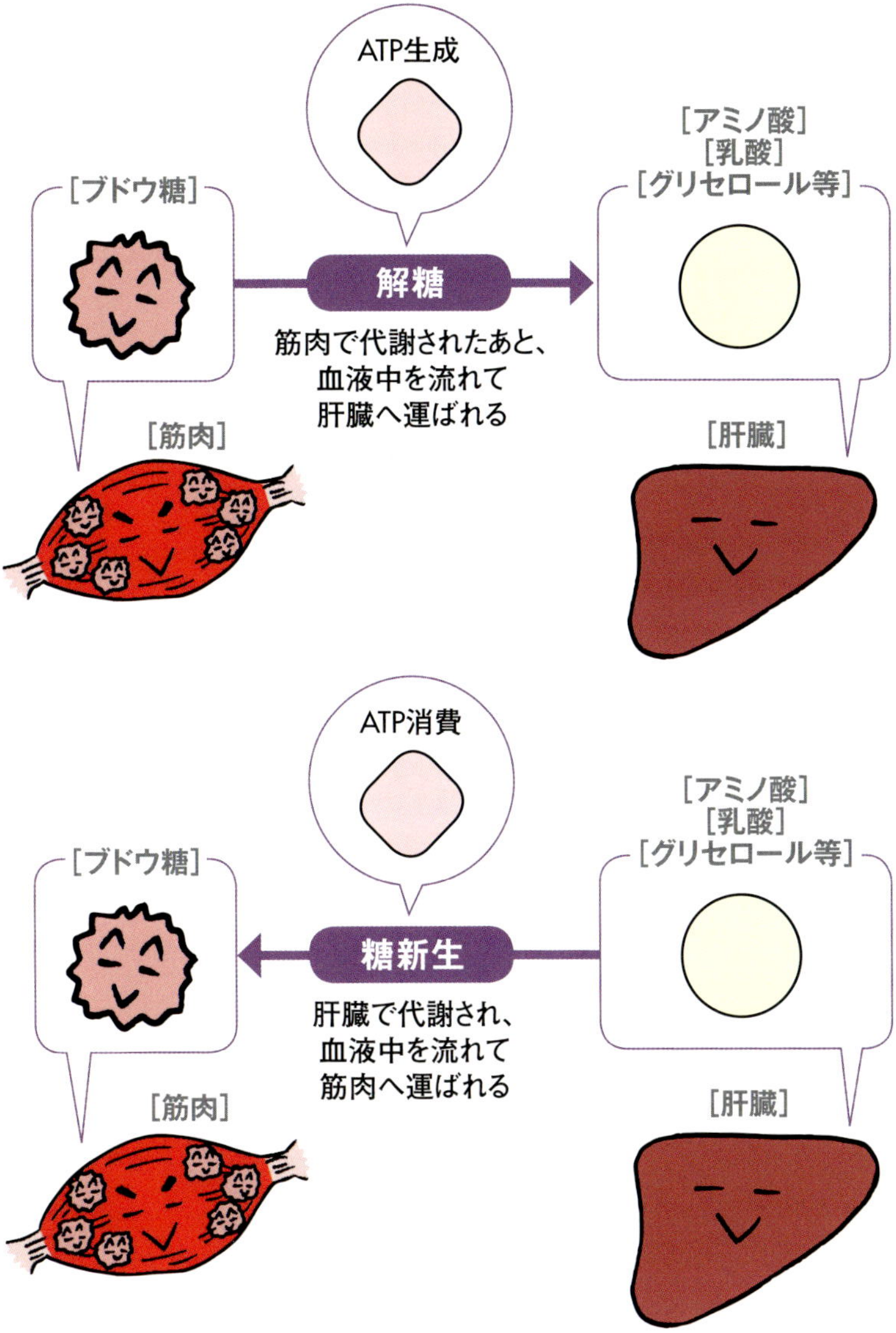
ATP生成
[ブドウ糖]
解糖
[アミノ酸]
[乳酸]
[グリセロール等]
筋肉で代謝されたあと、
血液中を流れて
肝臓へ運ばれる
[筋肉]
[肝臓]
ATP消費
[ブドウ糖]
糖新生
[アミノ酸]
[乳酸]
[グリセロール等]
肝臓で代謝され、
血液中を流れて
筋肉へ運ばれる
[筋肉]
[肝臓]

腹が空いたときに糖質を摂るな！

腹ペコ状態のときに、どんな食事を摂るか？

これが、代謝アップできるかどうかの、大きなカギをにぎっています。

空腹時というのは、基本的に血糖値が下がっている状態です。ここで「体が糖質を欲しがっている！」と、あわてて麺類やパン、お米など糖質まみれの食事を投入するのは間違っています。

お腹が空いて低血糖に陥っているときは、おにぎりやパンなど手軽に摂れる炭水化物でエネルギー補給をしたくなりますが、そこをグッとガマンしてください。このときこそストックしている脂肪を使うタイミングだからです。

ここで糖質を摂ると血糖値が上昇し、体はすみやかに糖質を消費しようと「糖質代謝モード」になり、肝心の脂質代謝をストップしてしまいます。

つまり、**せっかく訪れた「糖新生」という脂肪燃焼チャンスを棒に振ってしまう**ということ。

体を脂肪燃焼モードにする「糖新生」を促したいのであれば、**糖新生の材料となるたんぱく質や脂質、ビタミンやミネラルなど、糖質以外の栄養素をチョイス**していくことがポイントです。

あるある！こんな悩み

朝のフルーツは金ですよね？

空腹とは糖質ではなく栄養を欲している状態

空腹は、糖新生を起こす絶好のタイミングです。

それにもかかわらず、外から食べ物を通して糖が入ってきてしまうと、脂質代謝モードがストップし、せっかくのヤセチャンスが失われてしまいます。

とくに寝起きは、糖新生のスイッチがいちばん入りやすい状態なのに、糖質の多い食パンやフルーツなどを

空腹タイムが長すぎても心配しない

また「食事と食事の間が空きすぎると太る」というのも、大昔からある根強い説です。

すきっ腹のときに食事をすると、下がっていた血糖値がグーンと急上昇する。上がった血糖値を下げようと、肥満ホルモンであるインスリンがバンバン分泌される。だから空腹はよくない……という理論です。

ただし本書で紹介している森 拓郎式代謝アップ食では、1回の食事で摂るお米の量はお茶碗に軽く1杯、80グラムまでに抑えることになっています。米80グラムに含まれる糖質量は、約20グラム。インスリンの量は、糖の質よりも量の方に依存しやすく、これくらいの少量であれば、どんなに腹ペコ状態のときに摂っても、急激に血糖値が上がる心配はありません。

ちなみに私が夜中にお腹が空いてどうしても眠れないときの非常食は、納豆です。糖質が多い食品さえ選ばなければ、血糖値が急上昇することもないのです。

つまり、**空腹時に食べるものが問題なのであって、空腹時間そのものがあなたを太らせているわけではない**ということです。

食べる……。これほどもったいないことはありません。

体が欲しているのは、糖質そのものではなく、体内のエネルギーを使いやすくするための材料であるたんぱく質や脂質、ミネラル、ビタミンです。

これを間違えないようにしてください。

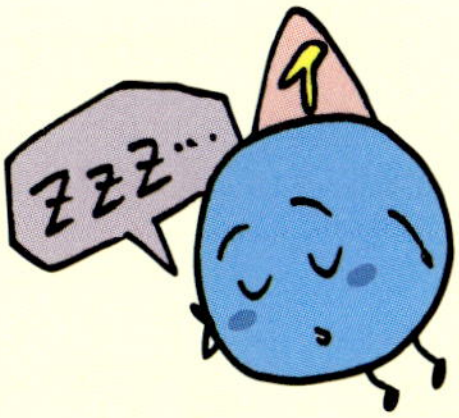

10 発酵食品は代謝を助ける縁の下の力もち

納豆、みそ、チーズ、ヨーグルト、漬け物、醤油などなど、私たち日本人の食卓は発酵食品天国です。とても優秀な代謝アップ食ですから、これを利用しない手はありません。

食品の栄養を微生物が分解することで、代謝や健康に役立つ成分が増え、さらにうまみや風味だけでなく保存性もアップします。

発酵食品が「発酵」するときには、人間の体に良い働きをしてくれる細菌、いわゆる**プロバイオティクス**[12]が活躍。これが腸内の善玉菌の働きを活性化して腸内環境を整え、栄養吸収機能を高め、代謝を助けます。

また、**発酵によってアミノ酸やビタミンB群といった有用な栄養成分が増えるのも**◎。アミノ酸は、たんぱく質を体内に吸収しやすい形にしたもの。またビタミンB_1は糖質、B_2は脂質を分解する働きをもち、代謝アップには欠かせない栄養素です。

POINT 12

プロバイオティクス

腸内バランスを改善し、体に良い作用をもたらす生きた微生物、またそれらを含む食品のこと。乳酸菌やビフィズス菌、麹菌などに代表される。

発酵食品の種類

野菜

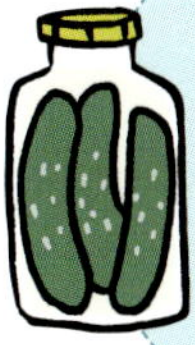

キムチ、
ぬか漬け、
ピクルス

大豆

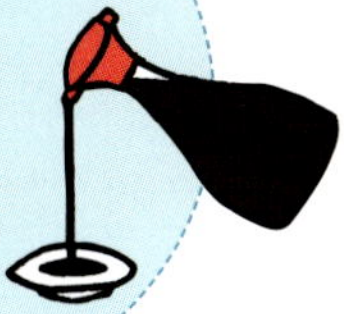

納豆、
みそ、
テンペ、
しょう油

魚

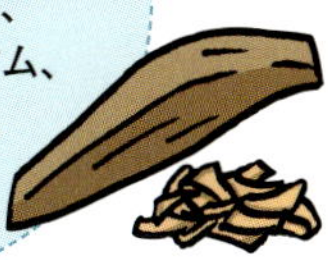

鰹節、くさや、はたはた寿司、
アンチョビ、魚醤、
しょっつる、ニョクマム、
塩辛、ふなずし、
ナンプラー

肉類

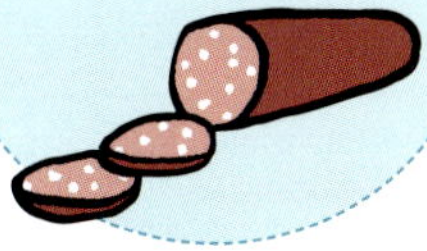

サラミソーセージ

牛乳

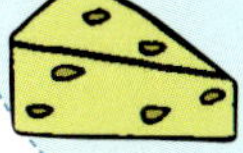

チーズ、
ヨーグルト類

穀類

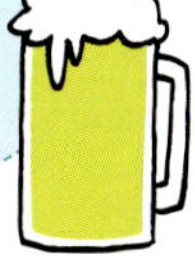

日本酒、麦焼酎、
コチュジャン、
甘酒、米酢、
ビール、パン

果実

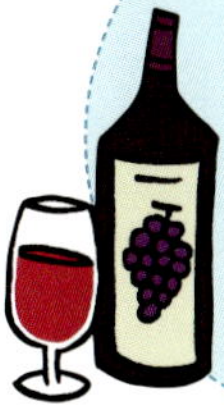

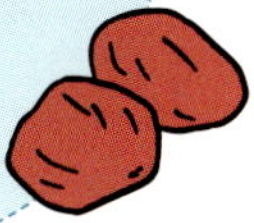

ワイン、
梅干し、
バルサミコ、
ビネガー

お手軽な納豆、チーズは外せない！

傷みにくく安価で、食卓に取り入れやすい発酵食品は、代謝アップの常備食として、いつも冷蔵庫にスタンバイさせておきたいものです。

私の定番発酵食品といえば、**ダントツで納豆**。

たんぱく質の補給という意味でも、私は外食で定食屋に入ったら必ず納豆をトッピングしますし、夜中お腹が空いたときにも食べています。

豆類にはもともと、ほかの栄養素の吸収を阻害する反栄養素・フィチン酸が含まれているのですが、これは発酵させることによって無害化させることができます。

また、**摂りやすさでいえばチーズもおすすめ**です。

プロセスチーズは余計な食品添加物を含むものが多いので、できれば**カマンベール、チェダーといったナチュラルチーズ**を選んでください。クリームチーズは栄養価が低いので、あまりおすすめしません。

添加物つながりの話でいうと、スーパーで売っている漬物はいらない着色料や保存料まみれのものが多いので、それなら食べないほうがマシかもしれません。

あるある！こんな悩み

納豆は きらいじゃないけど、ご飯がほしい！

納豆のタレを使っていませんか？

たんぱく質が豊富な発酵食品である納豆。私が気になるのは一緒についている納豆のタレです。みなさんはかけて食べていますか？

納豆のタレには、砂糖のほか、果糖ブドウ糖液糖という加工食品によく使われる甘味料が使われています。

タレ自体が微々たる量なので、そこまで神経質に血糖値の上昇を気にする必要

たんぱく質が3倍のギリシャヨーグルト

ヨーグルトが発酵食品だということを知っていても、案外たんぱく質が豊富な食品だということを知らない人が多いのではないでしょうか。

なかでも私のオススメは、ギリシャヨーグルト。一時期ブームにもなり品薄騒動もあったのでご存じの方も多いと思います。

水切りされているため栄養素が凝縮されており、普通の**プレーンヨーグルトの約3倍のたんぱく質が含まれている**のがメリットです。

その量は、市販のヨーグルトカップ1個分（約１００グラム）で、約10グラム。手のひら1枚分（約１００グラム）の肉のなかに含まれるたんぱく質が約20グラムですから、１カップ食べれば50グラムの肉に匹敵するたんぱく質を摂ることができます。

朝食時はもちろん、小腹を黙らせるにも最適なギリシャヨーグルト。もちろん選ぶときは、砂糖やソースなど余計なトッピングがついていないシンプルなものをおすすめします。

近頃は、スーパーマーケットなどで比較的手に入りやすくなっています。

はありませんが、果糖ブドウ糖液糖が加わることによってコクが増すため、ウッカリしているとご飯のすすみが良くなります。

私が料理をするときに、調味料でコク出しの砂糖を一切使わないのは糖質を抑えるためだけでなく、ご飯をすすませないようにするためです。

そんな理由もあって、私が納豆を食べるときは、タレではなく醤油派です。

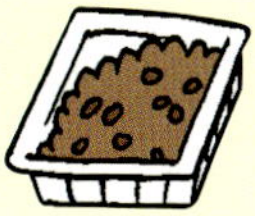

Column…②

有酸素運動と無酸素運動 ～やるならどっち？～

ここでは、定義がわかりにくい無酸素運動と有酸素運動の違いについてお話ししようと思います。

まず、無酸素運動とはウエイトトレーニングや短距離走に代表されるような、30～40秒程度の長さ、全力で行える運動のこと。メインのエネルギーには糖質を使っています。

たとえば10回×3セットというウエイトトレーニングを行った場合、「11回目は絶対にムリ！」というところまで追い込むのが無酸素運動の領域です。

フィットネスクラブのマシンコーナーで、軽い重りで10回×3セットを行っている人をよく見かけますが、それは単に30回の反復運動を3回に分けて行っただけで、トレーニング効果は低く、ホルモンも分泌されていません。筋トレの動作ですが、有酸素運動をしていることになります。

一方、有酸素運動とは、ランニングやウォーキング、水泳、エアロビクスに代表されるような、酸素を取り入れながら脂質と糖質の両方を使ってカロリーを燃やす運動のことをいいます。

たとえばランニングで200kcalを消費したとしたら、そのうち100kcalは脂質､残りの100kcalは糖質を使って燃焼したというイメージです。

息がゼエゼエハアハア上がってくると無酸素運動の領域に近づいてくるため、糖質代謝の割合が増えていきます。

代謝効率、筋肉増強、短時間で終わるということを考えると､「ランニングが好きで仕方ない！」という有酸素運動推進派の人以外は、私は間違いなく無酸素運動の方をすすめます。ただし、くりかえしますが、正しいやり方でなければ効果はあまり期待できません。

3章

代謝の低い人ほどカン違いしている！間違いだらけのダイエット

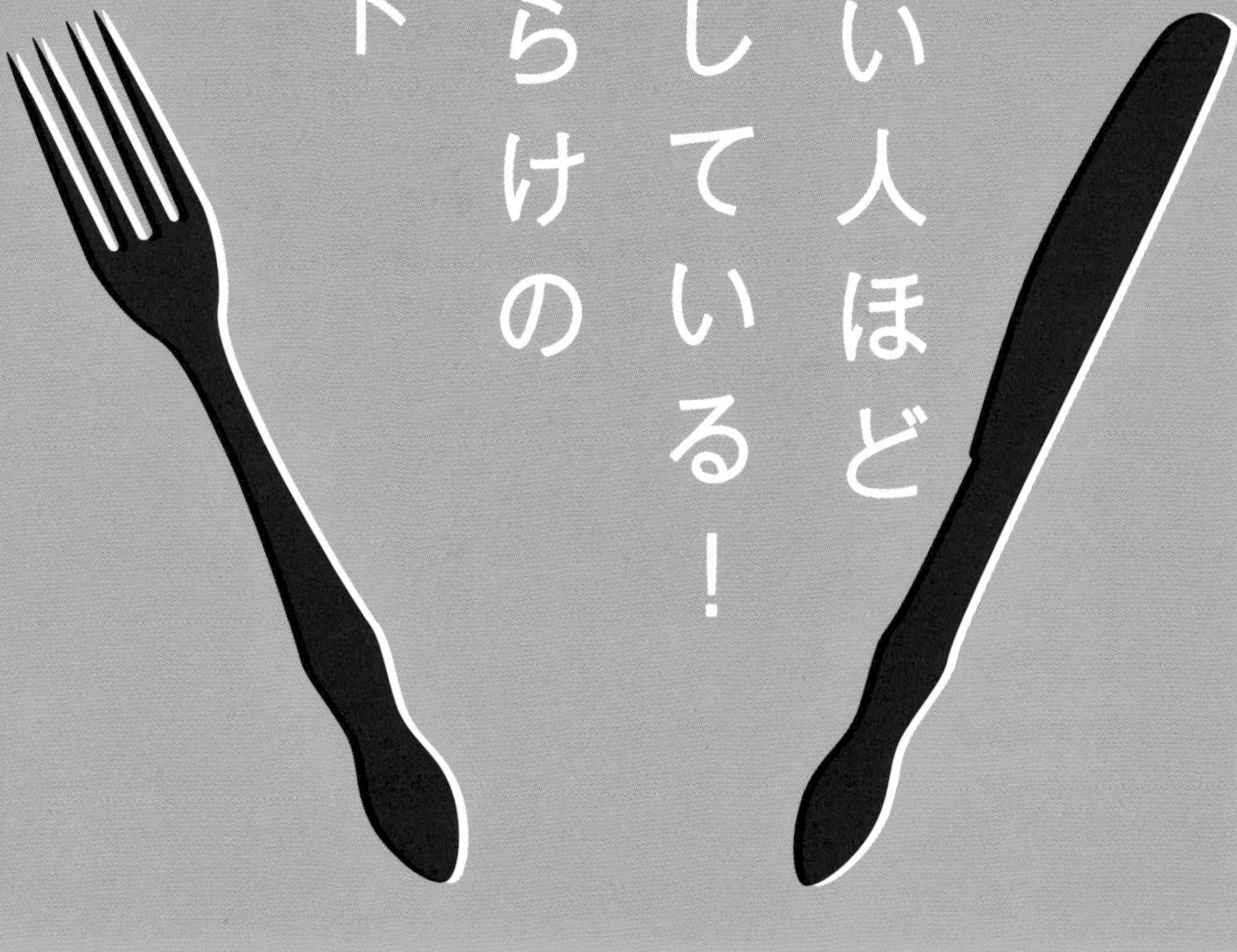

「野菜から食べる」に潜む、ダイエットの落とし穴

ここでひとつ、みなさんに質問があります。

ランチに「200キロカロリーのたっぷり野菜サラダ」と、「1000キロカロリーの牛肉ステーキ」が選べるとしたら、あなたはどちらを選びますか？

私なら迷うことなく牛肉ステーキを選びます。サラダよりもステーキのほうが必要な栄養素が豊富だからです。

私にとって野菜の位置づけは、代謝に必要なたんぱく質や脂質といった栄養が全部摂れたうえで、「まだ胃袋に余裕があるな」とか「口直しをしたいな」というときに出番があるというところです。

数年前に『**食べ順ダイエット**[01]』が大きな話題を呼んだこともあって、「野菜から食べる」というルールを守っている人もいるのではないでしょうか？

『食べ順ダイエット』のメリットは、**野菜に含まれる食物繊維を先に食べることによって、そのあとに食べる炭水化物などの糖質の吸収をおだやかにし、**

POINT 01
食べ順ダイエット
食物繊維（野菜、海藻、食物繊維の効果を高める発酵食品など）→たんぱく質→炭水化物（糖質）の順番で食べるダイエット法。血糖値の急上昇や炭水化物の食べすぎを防ぐことができるといわれている。

血糖値の上昇を防ぐことができる点です。

ただし、食物繊維は代謝アップに欠かせないミネラルや脂質（コレステロール）の吸収も抑制してしまうため、一長一短なところは否めません。

また、「便秘解消のため」と野菜を頑張って摂っている人がいますが、葉物野菜に多い**不溶性食物繊維**[02]を摂りすぎることで便が硬くなり、かえって逆効果になることも知られています。

そして、私がいちばん気になっている**「野菜から食べる」**デメリットは、**サラダや野菜スープでお腹が満たされてしまい、「代謝アップのキモとなる肉や魚を、必要十分に食べることができなくなる」可能性がある**こと。

野菜にはビタミン、ミネラルといった代謝に欠かせない栄養素が入っていますが、肉や魚、卵といった動物性たんぱく質の豊富な食べ物にも十分入っているので、野菜から摂らなければいけない理由はありません。

牛や馬などの草食動物は、年がら年中モソモソと草を食べ続けていますよね。それは草（野菜）には、栄養素が少ないからだといえるでしょう。

野菜が低カロリーであることに間違いはありませんが、「低カロリー＝ヤセられる」というよりも前に栄養価が低くてヤツれてしまう、が正しい公式だと思います。

POINT 02
不溶性食物繊維
胃や腸で水分を吸収して大きくふくらみ、腸を刺激して便通を促す一方、摂りすぎると便が硬くなったり腹部の膨満感が増したりすることがある。野菜、穀類、豆類などに含まれる。

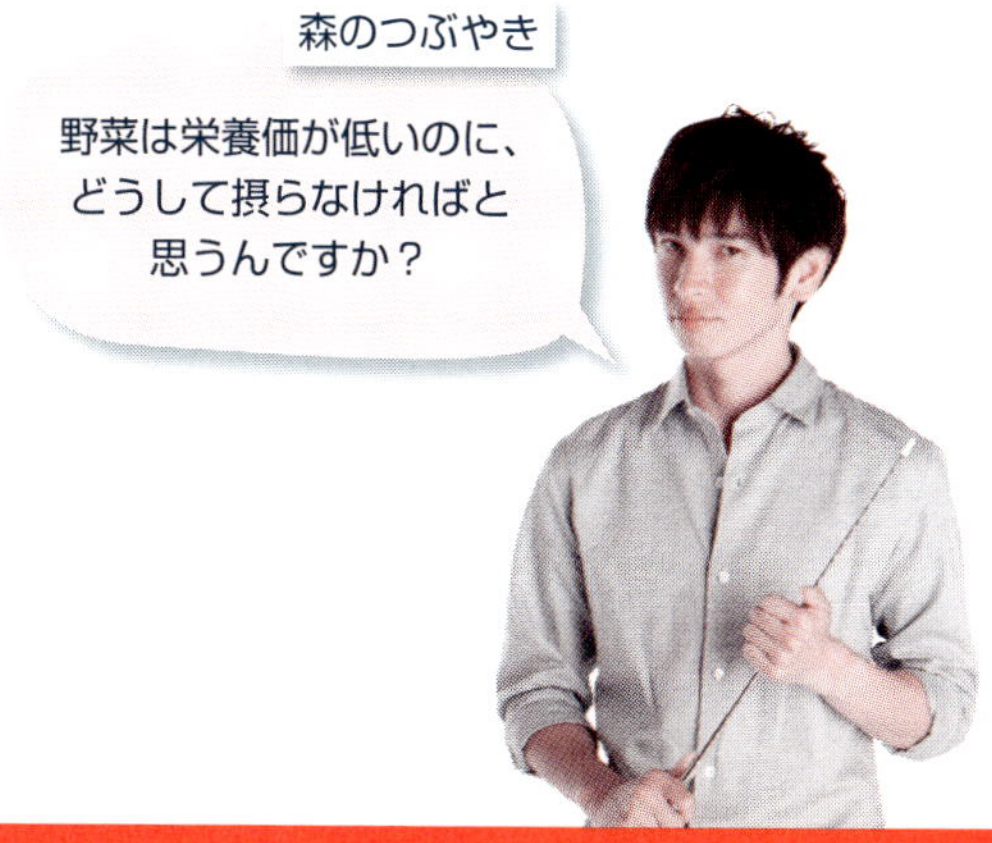
森のつぶやき
野菜は栄養価が低いのに、どうして摂らなければばと思うんですか？

「人工甘味料なら太らない」という都合の良すぎる解釈

ダイエットコーラやスポーツドリンクなどの清涼飲料水、市販のお菓子やゼリー、ノンオイルドレッシングなどの加工食品によく使われている**人工甘味料**[03]。

人工甘味料のメリットとしてうたわれているのは、砂糖と同じ甘味をもちながらカロリーゼロ、もしくはほとんどゼロであるということ。そして、摂取しても天然甘味料のように血糖値が上がらないことです。

読者のなかには「カロリーがないんだから太らないでしょ」と、罪悪感なく手に取る人もいるのではないでしょうか。

「あと1カ月で絶対に○キロヤセなければならない！」など、抜き差しならない事情がある短期ダイエット目的の人が「どうしても甘いものを食べたい！」という誘惑に打ち勝てないとき、人工甘味料を利用して〝その場しのぎ〟をするのは個人的にはアリだと思います。

POINT 03 人工甘味料

甘味があり、砂糖の代わりに使用される合成食品添加物。天然に存在しない甘味を化学合成したアスパルテーム、スクラロースなどがある。砂糖より低コストで生産できることから加工食品に多用されている。

しかし、**精製糖やはちみつなどの天然甘味料**[04]を人工甘味料に置き替えたところで、**「味覚の矯正」をしていることにはなりません**。

「お菓子やジュースがやめられない。甘いモノがすぐにほしくなる」シュガーホリック（糖質依存症）に陥っている人たちは、子どものころから何十年と当たり前のように砂糖という刺激物を過剰に摂り続けてきたせいで、正常な味覚や食欲をコントロールする機能が完全に失われています。

いわば、ニコチン依存症になっている喫煙者がどうしてもタバコをやめることができないのと同じ。

糖質依存症の人たちが「人工甘味料だから許してね」と言い訳するのは、ヘビースモーカーが禁煙パイポで断ち切れないタバコへの欲求を紛らせているのと変わりありません。

シュガーホリックから抜け出すためには、**体に本当に必要な栄養素を優先して摂りながら、甘味を摂る機会を徐々にでも減らし、「甘いモノそのものを欲さなくなる状態」にまで、正しい味覚や食欲を取り戻していかなければならない**のです。

人口甘味料は間違っても、〝ダイエットの救世主にはなり得ない〟ということを肝に銘じておきましょう。

POINT 04

天然甘味料

ショ糖（サトウキビなど）、ステビア、蜂蜜、メープルシロップ、果糖、麦芽糖のように、天然の植物や食品中に含まれる甘味成分を取り出し精製、濃縮した甘味料。

森のつぶやき

食事をごまかす
という考え方は
そろそろやめてほしい。

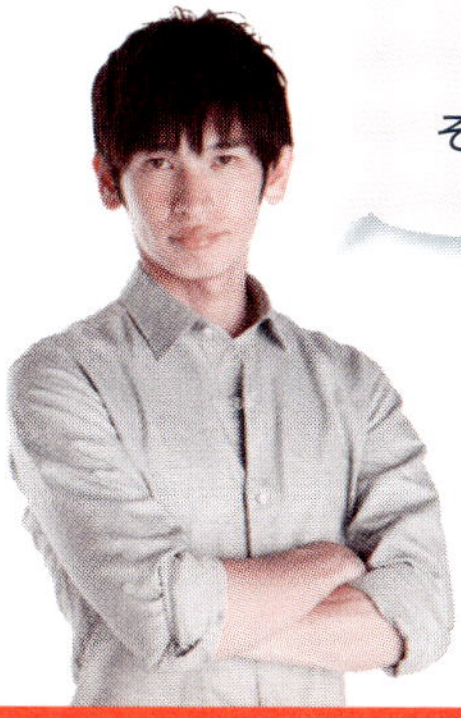

「ダイエットをすると胸からヤセる」のカン違い

「ダイエットを始めると胸からヤセていくんですよ。これってどうにかなりませんか?」

という相談をよく受けます。

これは年齢問わず、ダイエットをする女性たちが抱える切実な悩みであるようです。

バストサイズをキープしながらほかはスリムになりたいという気持ちは、十分わかります。

とはいっても体全体の脂肪が落ちれば、物理的に胸もサイズダウンするのは致し方ないことです。

しかし、胸がみるみる垂れていく、しぼんでいくというように**明らかに貧相な体になっていくのは、どちらかというとカロリー制限による栄養不足**で、

「体重は落ちたけど、バストを支える筋肉までも一緒に落ちちゃったよ」とい

森のつぶやき

たんぱく質を摂っていると
トップよりもアンダーのほうが
下がりやすいため、
カップ数は下がらず、
バストダウンにもなりません。

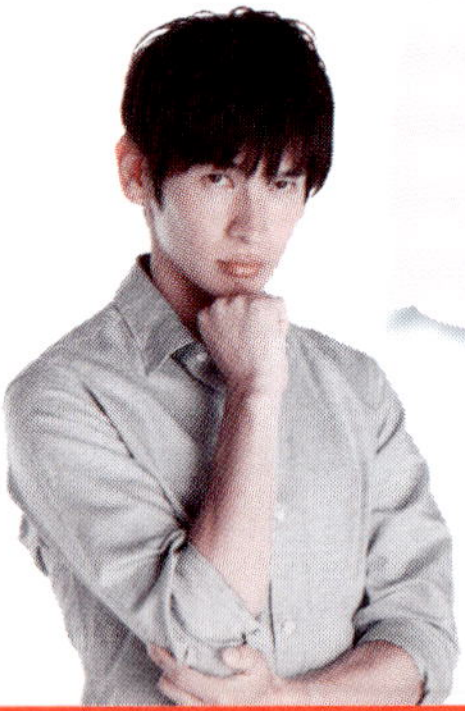

うパターンかもしれません。

本書で解説している「代謝を上げる食事」で体をつくったのであれば、そんな残念なヤセ方をすることはまずありません。

くりかえしになりますが、美しいヤセ方を目指すうえでも、それこそ脂肪と一緒に筋肉が落ちていかないよう、これまで以上に、肉、魚、卵、豆類といったたんぱく質が豊富な食品を摂っていくことが大切です。

「もともと自慢するほど胸がありません」という人でも同じ。

筋肉をつくる**たんぱく質とともに、女性ホルモン[05]をうまく機能させる働きがあるコレステロールも積極的に摂っていけば、バストアップも夢ではない**かもしれません。とくに卵はコレステロールの宝庫です。

ただし、バストダウンしたくないからといって安易に筋トレに励むのも考えものです。とくに、大胸筋を鍛えるチェストプレスやベンチプレスを行う場合は注意が必要です。

女性は、猫背だったり、肩が前に出やすかったりするため、これらの筋トレが胸よりも肩や腕に効きやすく、思ったような効果が出にくいからです。胸の筋トレは、正しいフォームを教わったうえで行うことをおすすめします。

POINT 05
女性ホルモン
女性が妊娠、出産のできる体をつくるために脳が指令を出して分泌される、2つのホルモン（エストロゲン、プロゲステロン）の総称。卵巣でつくられる。

「自炊なら太らない」という偏った神話

本来であれば、外食派の人より自炊派のほうが食事内容をコントロールしやすく肥満のリスクは少ないはずです。

それなのに、体型の悩みがいっこうに解消されないと私に泣きついてくる人たちが山ほどいます。

「朝晩キッチンに立ち、昼も手弁当なのに全然ヤセないんです」

「お母さんの手料理のせいで、自分含め家族全員が太っています」

なぜでしょう。それは**自炊だから太らないのではなく、食事の内容が問題なのだ**ということがわかってないからだと思います。

こういう話をすると、

「肉や魚は高いから、あまり買えません」

「限られた予算のなかで、家族全員が満足いくメニューを出そうと思うと、どうしても炭水化物が主体になるんです」とおっしゃる方がいます。

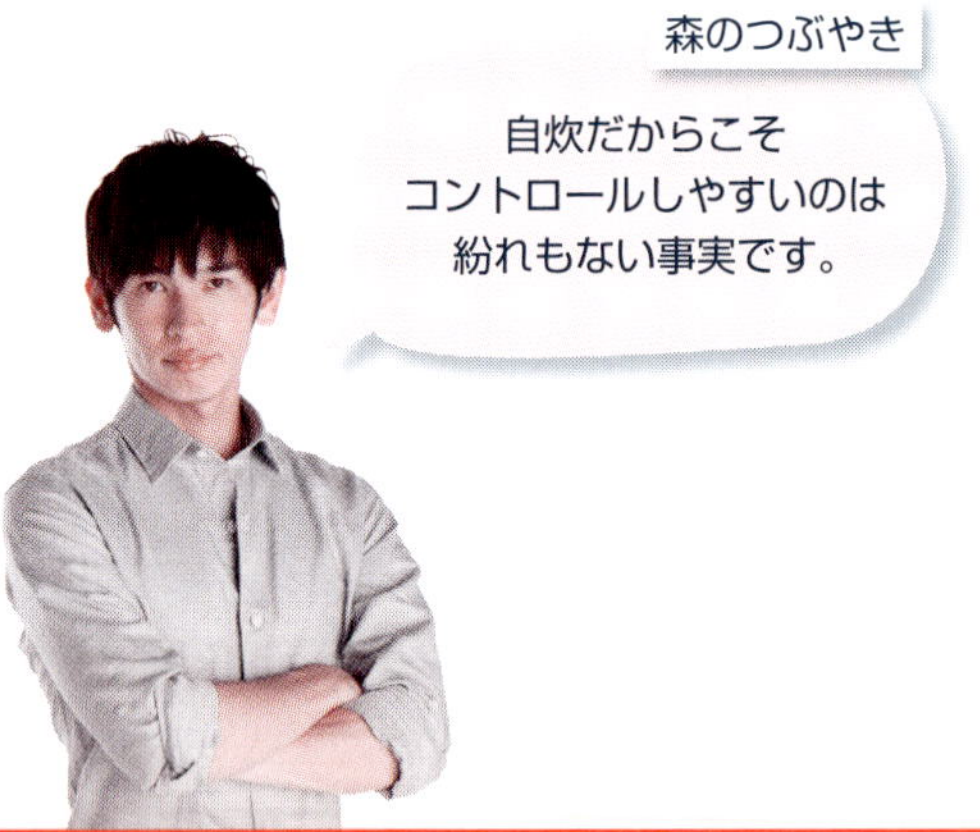
森のつぶやき
自炊だからこそ
コントロールしやすいのは
紛れもない事実です。

ところが、その人たちの買い物のようすを見ると度肝を抜かれます。「食費が足りない」とボヤいているのに、スーパーの買い物カゴのなかはムダなものばかり……。その朝食用の菓子パン一袋を買うのをやめて、魚を一尾買うことはできなかったのでしょうか？

こういう人たちには、一度不要な嗜好品をすべてカットし、代わりに代謝を上げるために本当に必要な肉や魚や卵を食べるようにしたとき、食費がどう変わるか精査することをおすすめします。

おそらく**エンゲル係数**[06]は、いまとたいして変わらないか、むしろマイナスになるくらいではないでしょうか。

「安価に手に入る栄養素の低いものばかりを食べる↓体は満たされず、足りないぶんを炭水化物でカバーする」。

肥満のいちばんの原因となる〝栄養不足のエネルギー過多〟の構図ですが、これは自炊派の人でも十分起こりうることです。「家で食べているから大丈夫」という過信は、いますぐ捨てるべきでしょう。

4章の「食事グセ診断」でも解説していますが、自炊派の人でも、外食派、中食派の人と同じように「代謝にいちばん必要なたんぱく質が全然足りていない」というのが私の実感です。

POINT 06
エンゲル係数
家計全体に占める食費の割合。30％程度に抑えることが理想だとされており、富を計る指数にもなる。

「食べてすぐ寝ると〝牛〟になる」は何の根拠もない間違った定説

「食べてすぐ寝ると〝牛〟になる」

「布団に入る3時間前には食事を終わらせておくべき」

これは、昔から日本じゅうの人が信じている、いわば定説です。

脂肪細胞[07]に中性脂肪を蓄えやすくなるのが22時から、そしてピークを迎えるのが午前2時から4時ごろ。要はこの時間帯に中性脂肪が血中にあると、体脂肪として蓄えやすくなるというのがその根拠です。

22時までに食べ物の消化吸収を終わらせる。これが確かに理想的ではありますが、じつのところ肥満の元凶である糖質を摂りすぎていなければそれほど気にすることもありません。

たとえば焼き肉をたらふく食べたあとでも、ライスさえ頼んでいなければそのまま布団に入っても大丈夫です。〝牛〟になることはありません。

逆に栄養不足によって代謝機能が衰えている人が、「仕事で帰宅が遅くなっ

POINT 07
脂肪細胞
脂肪の合成や分解、蓄積を行う細胞。脂肪細胞内の脂肪蓄積量が増大すると肥満になる。

たけど、夜食べると太るから」といって何も口にせずに寝ることのほうがよっぽど罪です。

またカロリーが気になるからといって、帰りがけにコンビニでカップの春雨ヌードルを買って空腹をしのぐというやり方も賢明ではありません。

「寝る前に食べるから太る」のではなく、むしろ食べていないからあなたの代謝は一向に上がらず、ヤセられなくなっているという事実に目を向けてください。

本当に代謝に必要なもの、太りづらいものを精査して食べれば、夜遅くに食べたからといって太ることはないのです。

つまり、就寝時間前に食べるときも、「高たんぱく質・低糖質」の食事を組み立てていくことがひとつのポイントになります。

「仕事で疲れて帰ってきたあと、肉や魚を焼くなんてムリ」という人は、手軽に摂れるゆで卵、納豆を冷蔵庫に常備しておくのもひとつの手です。サバ缶やサラダチキンなど、手軽に摂れるたんぱく質も意外と豊富です。

何度もいっているように、贅肉化されやすいお米や麺類など糖質系のメニューは絶対に避けてください。

森のつぶやき

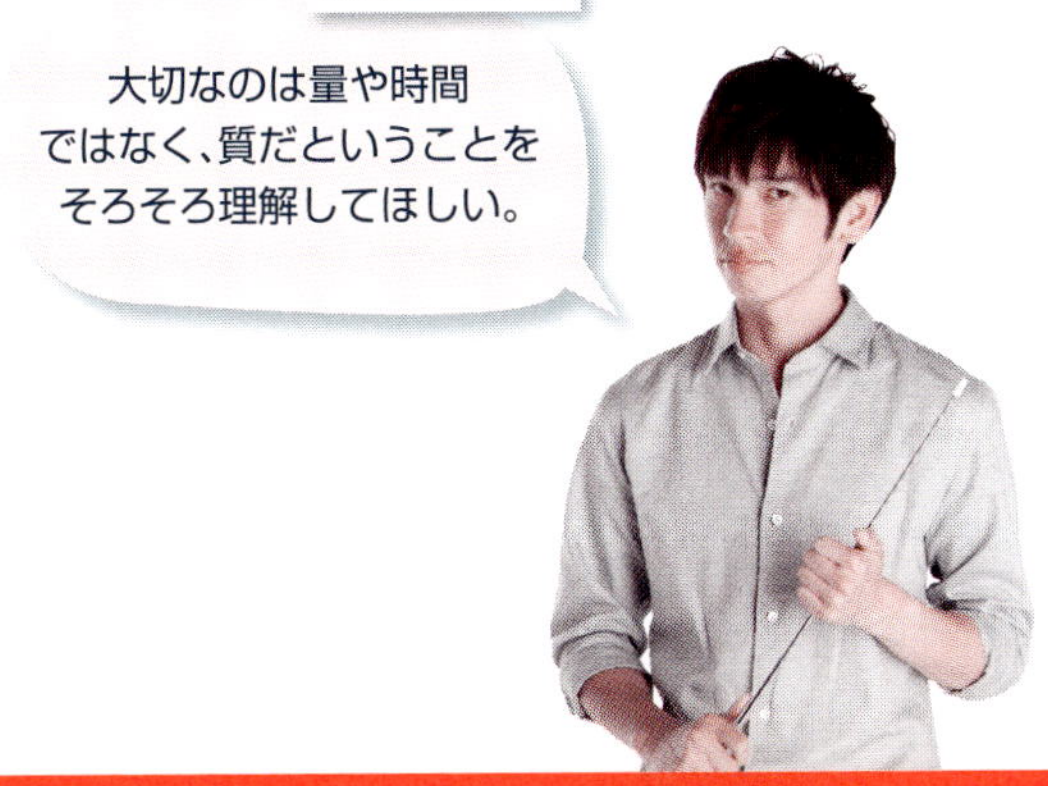
大切なのは量や時間
ではなく、質だということを
そろそろ理解してほしい。

「停滞期でダイエット挫折」のバカバカしさ

それまでおもしろいように目減りしていた体重や体脂肪が、ある日を境に動かなくなる。

モチベーションをガクンと下げる「**停滞期**[08]」、これを乗り越えないことには永遠にダイエットの成功を手中に収めることはできません。

そもそも、なぜ停滞期が訪れるのかを説明しましょう。

人間の体は恒常性《こうじょうせい》という「現状で安定させようとする力」をもっています。

たとえば、「食事10割で代謝を上げる」やり方がうまくいってスルスル体脂肪が落ちていくと「これ以上ヤセ続けたらマズいんじゃない？」と体が危険を感知し、これ以上ヤセさせないように働きかけるのです。

ですが、ここで「もうあきらめた！」と投げ出してしまっては、いままでの努力が水の泡。

体重や体脂肪の減りがウンともスンともいわなくなったら、**これまでとは**

POINT 08

停滞期

体重や体脂肪の減少が一時的に停滞する時期。ホメオスタシスという体の危機管理システムが働き、生命を守るために栄養の吸収率を上げ、カロリー消費を抑えて体重が減らないように防いでいる。

違う〝新しい刺激〟を体に与えてみることをおすすめします。

たとえば、糖質コントロールをしていて「朝昼はお米を食べて、夕食だけは抜いていました」という人が3キロ落ちたとしましょう。それ以上落ちなくなったら、一度昼もお米を抜いてみるのです。

挑戦してみて、もし「昼にお米を抜くのはしんどかった……」というなら、お茶碗半分の量にしてみても良いでしょう。

そうやってようすを見ながら、「夕食だけお米抜き」で適応していた体に新しい刺激を投入していきます。

本書の食事法にチャレンジする場合は、停滞期が訪れてもあきらめずに最低3カ月は続けてください。**3カ月とは、体のほぼすべての細胞が入れ替わるのにかかる日数**です。

もうひとつ、注意点があります。「高たんぱく質・低糖質」の食事に切り変えていった場合、2週間で2～3キロ落ちるケースが多々ありますが、それに甘んじてはなりません。

それはヤセたのではなく、これまで摂りすぎていた糖質と体内の水分が結びついてできた「むくみ」が抜けただけ。効果は間違いなく出ていますが、脂肪自体が落ちていくのはもう少しあとの話です。

森のつぶやき

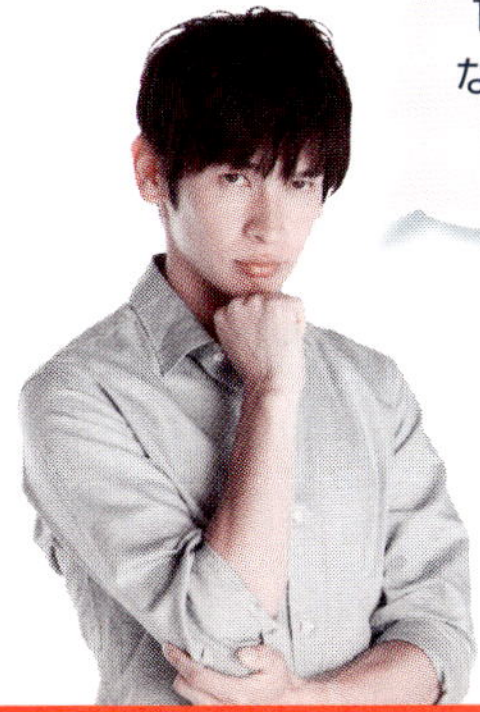

10年20年もかけて今の体になったのに、何で1～2週間で変われると思うんですか？

「体重計に乗って一喜一憂する」ことの視野の狭さ

朝晩欠かさず体重計に乗って、「ヤセた」「太った」と一喜一憂する……これはハッキリいってムダな行為です。

前の項で、「森式代謝アップ食に切り替えると、糖質を減らしたことで体のむくみがなくなって、2週間で2〜3キロ体重ダウンすることがある」と伝えましたが、2週間といわず1日単位でも1〜2キロの体重の増減くらいはふつうにあります。

逆に、これまでまったく足りていなかったたんぱく質、肉や魚、卵などをたくさん食べていくわけですから、一時的に体重が増える可能性だって十分あり得るわけです。

「森先生のいうとおりに食事を変えたら、ヤセるどころかますます太っちゃったじゃないか！」と焦るかもしれませんが、ここで怖がる必要はまったくありません。

森のつぶやき

同じ60kgでも体脂肪28%と18%では、見た目7〜8kg違うように見えます。

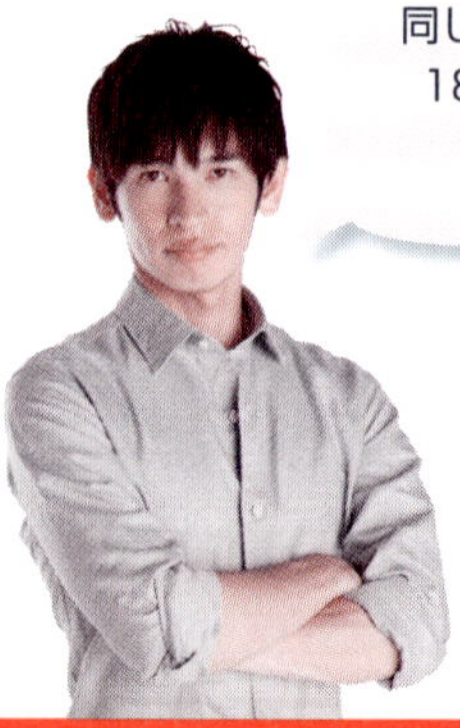

それよりも、ここでハッキリさせておきたいことがあります。

肥満とは体重が重たいことではなく、体脂肪が溜まりすぎた状態のことをいいます。ですからあなたが着目すべきは、体重ではなく体脂肪の数値です。本書で紹介している代謝アップ食は、「高たんぱく質・低糖質」の食事で筋肉をつくり、ムダな体脂肪を減らしていくことが目的です。

一時的に体重が増えるのは、「これから**体組成**[09]が変わっていきますよ」という合図。落ち込むのではなく、「代謝を上げてヤセるための準備期間なんだ！」とポジティブにとらえてください。

体内の細胞がすべて入れ替わる期間が3カ月。**正しく続けていけば、余計な心配をしなくてもムダな体脂肪や内臓脂肪、体重は順を追って落ちていく**でしょう。

また摂るべき栄養素がきちんと摂れ、それらが有効に働く体内環境に変わっていくわけですから、体の調子もどんどん良くなっていくはずです。

「短期間でヤセたい」という気持ちもわかりますが、代謝アップは中・長期戦を覚悟しておいてください。

それでも数百グラムの体重増減にビクビクしてしまうという人は、体重計に乗らないいか、思い切って処分してしまうことをおすすめします。

POINT 09
体組成
体脂肪、筋肉、骨、水分など人間の体を構成する組成分。体組成のバランスが悪いと肥満や生活習慣病、体調の乱れにつながる。

「ヤセる手段は運動しかない」という思い込み

かつて私は、某大手フィットネスクラブでトレーナーとして働いていたことがあります。

フィットネスクラブは体を動かすことが得意、または好きな人が入会する施設だとみなさん思っているでしょうが、実際は運動ギライなのにダイエット目的のためだけに渋々通っている人がビックリするほどたくさんいます。

彼らと話すと「いやあ、じつは運動が苦手でね。ちっとも楽しくないんだよ」と苦笑いをしています。

「だったらムリしなくていいのに……**運動するより食事を変えたほうが、はるかに簡単にヤセますよ**」と、私は心のなかで何度アドバイスしたことか。

率直にいいましょう。

あなたが太ってしまった根本原因は、運動を怠けていたからではなく、**長年の歪んだ食生活でムダなエネルギーを摂りすぎた**ためです。

森のつぶやき

スポーツクラブで正しく運動を行えている人はほとんどいません。

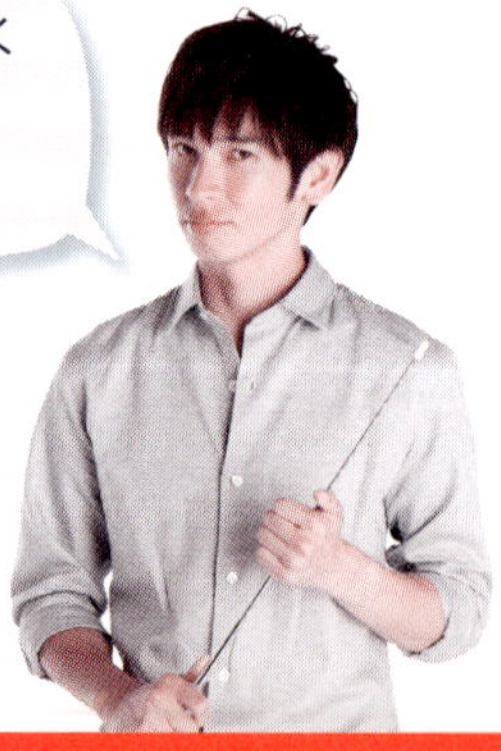

確かに、運動をして多少でも筋力をアップする、丈夫で健康な足腰をつくるということは、やらないよりやったほうがマシに決まっています。

ただし、肥満の根源であるハチャメチャな食生活に蓋をしたまま運動に走るのは、お門違いもいいところです。

しかも1時間ランニングを頑張ったところで、得られる消費カロリーはせいぜい400キロカロリー程度。

この程度の**カロリー数を消費するために息を切らせてイヤイヤ走る**のだったら、間違った食事グセを矯正して500キロカロリーのメロンパンに手を出さずに済むような体につくり変えていったほうが、効率的にヤセることができます。

そもそも運動はヤセるためではなく「健康のため、またはボディメイクのために行うもの」というのが私の考えです。

運動を通じて正しい体の動かし方を習得すれば、将来体を痛めるリスクは確実に減ります。また、たるんだお尻を引き上げるということも運動でしかできません。

運動好きな人が心身のリフレッシュも兼ねて行う以外は、ダイエット目的の運動などムリに行う必要はどこにもないのです。

POINT 10
カロリー消費目的で走る
スポーツクラブで最も人気があるマシンは、トレッドミル（ルームランナー）。30分規制のあるスポーツクラブが大半。

「ツイストや腹筋でヤセる」という困ったカン違い

ダイエット系エクササイズの定番といえば、ツイスト運動[11]です。

「森先生、ツイストをすればウエストはくびれますか？」

という質問を受けることがありますが、ハッキリ申しあげるとツイストを300回やったところでくびれることはありません。

誤解のないように伝えておくと、私はツイストすること自体が無意味だといっているわけではありません。するのとしないのとでは、したほうがわずかにいいかもしれませんが、ねじればねじるほどくびれるんだったら、いまごろ世界中のダイエッターがねじっているでしょう。

むしろくびれよりも、腹斜筋がつきすぎて太いウエストがさらに分厚くなっていくことのほうが心配です。

私が、〝ダイエットトレーニングの悪習〟と呼んでいる腹筋運動も、同類の運動であるといえます。

POINT 11
ツイスト運動
腰を回転させて、脇腹にある腹斜筋を鍛える運動。

いまだに「腹筋運動をすれば腹が凹む、ヤセられる」と妄信している人が多すぎます。運動指導者の立場から断言すると、ツイストと同じく腹筋運動をいくらやったところでお腹は凹みません。

確かに、脂肪でタルんだお腹周辺に筋肉がつき、以前よりは引き締まった印象になるかもしれませんが、都合よくそこにあった贅肉までもが消えていくということにはならないのです。

一度原点に立ち返りましょう。

あなたは体にとってムダな食べ物を食べすぎた。だから余計な贅肉だらけになっている。

それなのに原因の根っこである「食」を無視して、わけのわからないねじる行為や起き上がり運動で体を変えようとしているのです。

そこにはきっと「ラーメンもお菓子も食べるのが好きだし、いまの食生活を変えたくない。あわよくば運動でどうにかできれば……」という思いがあるのでしょう。

しかし**太った原因から目をそらしていると、食生活のクセは一生そのまま。**

食生活のクセ＝悪癖を放置していたら、どんな種類の運動を選んでもヤセることはできません。

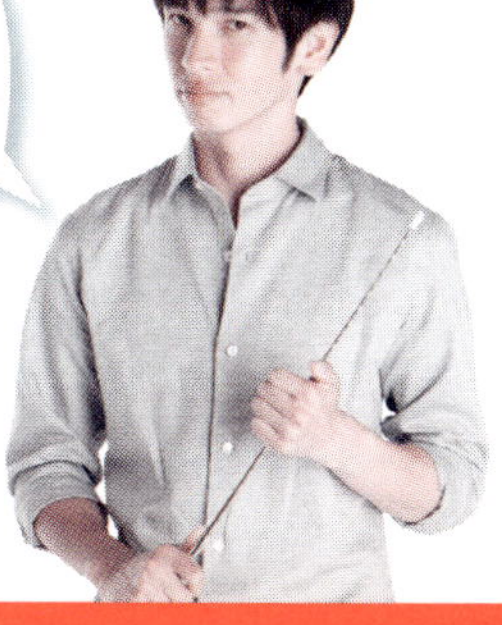

森のつぶやき

脂肪を減らすことと
筋肉をつけることは
まったく違うアプローチです。

運動×食事制限は最悪の組み合わせ

世の中は引き続き空前のランニングブーム。

たまに、明らかな栄養不足と思われる体でヘロヘロと街中を走っているダイエッターを見かけて心配になることがあります。

数あるダイエットのなかでも、「運動×食事制限」という最もストイックな道を選択した勇気ある人なのでしょう。

彼らは、「消費カロリーが摂取カロリーを上回ればヤセる」と昔ながらのダイエットセオリーを信じてやっているのだと思いますが、試合前のボクサー顔負けのこのやり方を、本書の読者は絶対にマネしてはいけません。

なぜ、運動と食事制限を一緒に行ってはいけないのかを説明しましょう。

まず運動とは、エネルギーを消費し、そして**筋肉に損傷を起こす**[12]行為です。

運動中はカロリーも消費しますが必要な栄養素も消費してしまいます。その損傷を修復させるために新しい筋肉がつくられていくわけですが、修復の際

POINT 12

筋肉に損傷を起こす

トレーニングなどで筋肉に強い負荷がかかると、筋繊維が収縮をくりかえし損傷を起こす。負荷に対抗できる強い筋肉をつくろうとして、筋繊維が太くなったり数が増えたりする。

には、たんぱく質をはじめとする各種栄養素を必要とするのです。

本当は筋肉を増やしたいのに、体のなかは栄養不足で筋肉をつくる材料がない。そのために、もとからあった筋肉がどんどん分解されていく……これが、運動×食事制限をしている人たちの体のなかで起こっていることです。

筋肉をつくりたくて体を動かしているのに、運動するたびに筋肉がそげ落ちていくなんて本末転倒です。

ダイエットに運動を取り入れる場合は、運動をしていないとき以上に、たんぱく質、脂質、ビタミン、ミネラルといった筋肉をつくる材料となる栄養素を摂っていくことが鉄則です。

またたんぱく質は、筋肉だけでなく皮膚、髪、骨、内臓、血液といった体の構成要素になるもの。運動で筋肉をつけるということは、体のなかは圧倒的なたんぱく質不足に陥っていくわけですから、必要以上に摂らなければ肌はカサカサ、髪の毛もバサバサ、**生理が止まってしまう**[13]など……美容面、健康面においてもマイナス現象が次々と襲いかかってくるでしょう。

ヤセるためには、常に食事がベースにあるべき。さらに運動を加えるのであれば、その精度をより一層上げていく必要がある。このことを肝に銘じておいてください。

森のつぶやき

走るには技術がいるので、もともと運動不足の人がチャレンジするにはハードル高めです。

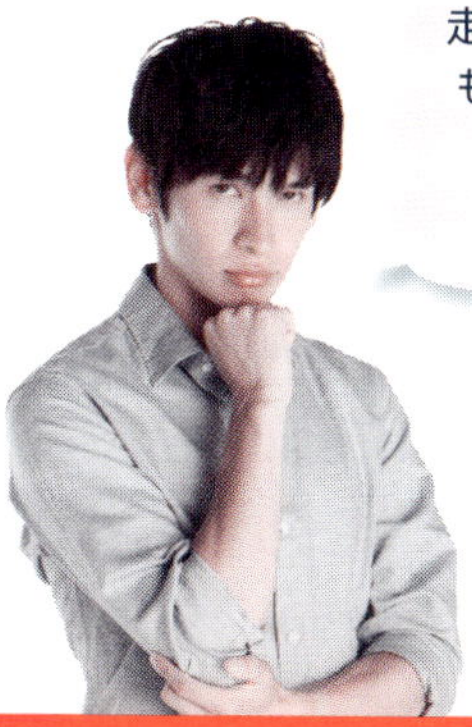

POINT 13

生理が止まってしまう

急激な体重減少をした際に陥る無月経。一説には体重の10%を減らすと起こりやすいといわれていますが、原因は栄養不足であることが少なくありません。栄養が足りていてヤセていくぶんには、無月経を引き起こす可能性は低いといえます。

Column…③

ヨガとピラティス
～調整系エクササイズの効能～

「しなやかな体になれる」と、女性たちに人気があるヨガとピラティス。フィットネスクラブでも、安定した集客数を誇る人気のクラスです。

インド発祥のヨガは安定した心の成就を目的とした、メンタルにも強く働きかけるトレーニングです。

一方、リハビリを起源とするピラティスは、体の使い方を改善することでケガの改善や故障しにくいボディをつくることを目指しています。

ダイエットや代謝アップという意味でいうと、ハッキリいってどちらも運動量としては体脂肪がメラメラ燃えるほどの強度は期待できません。

いかにもヤセそうなイメージのあるホットヨガ、パワーヨガなどの類も同様で、消費カロリーはとても少ないのが現実。

1時間のランニングですら400kcal程度しか消費しませんが、それに比べても低い数値です。

では、ヨガやピラティスの効果効能は、いったいどういったものなのでしょうか。

確かに通常のウエイトトレーニングよりは強度は弱いものの、体の正しい使い方や動かし方を重視するヨガやピラティスは、キレイな筋肉をつけたり、垂れ下がったヒップを引き上げたり、たるんだ三段腹を引き締めたりといったボディメイクの側面では、それなりの効果を発揮すると思います。

あくまでキレイな体をつくる目的で、楽しく続けられるのであれば、どんどん楽しんでください。

4章

あなたの食事の太りグセ、診断します！

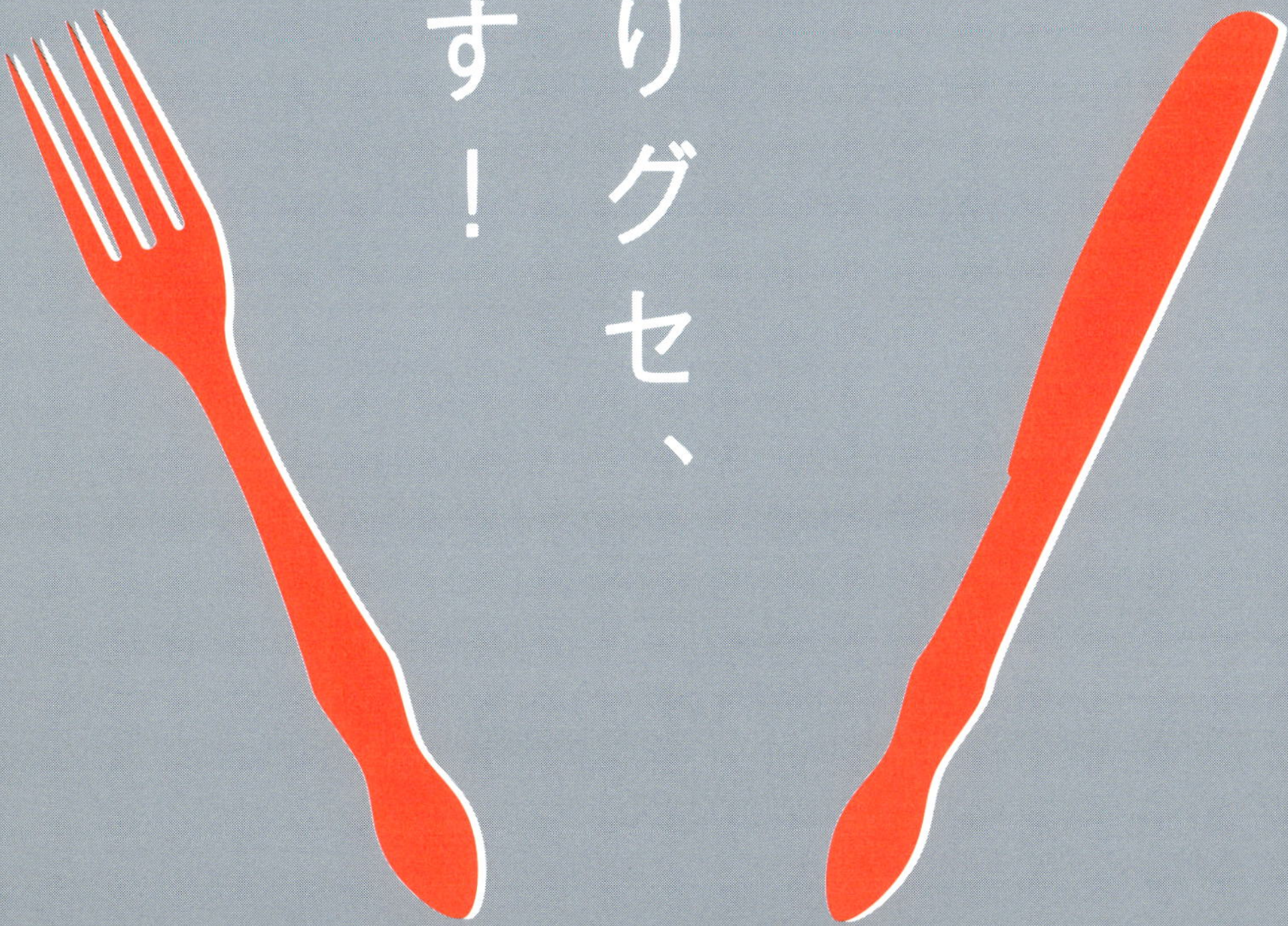

実例1

食事も運動も頑張っているつもりなのになぜかちっともヤセない……

――梅田晴子さん(仮名・41歳)の場合

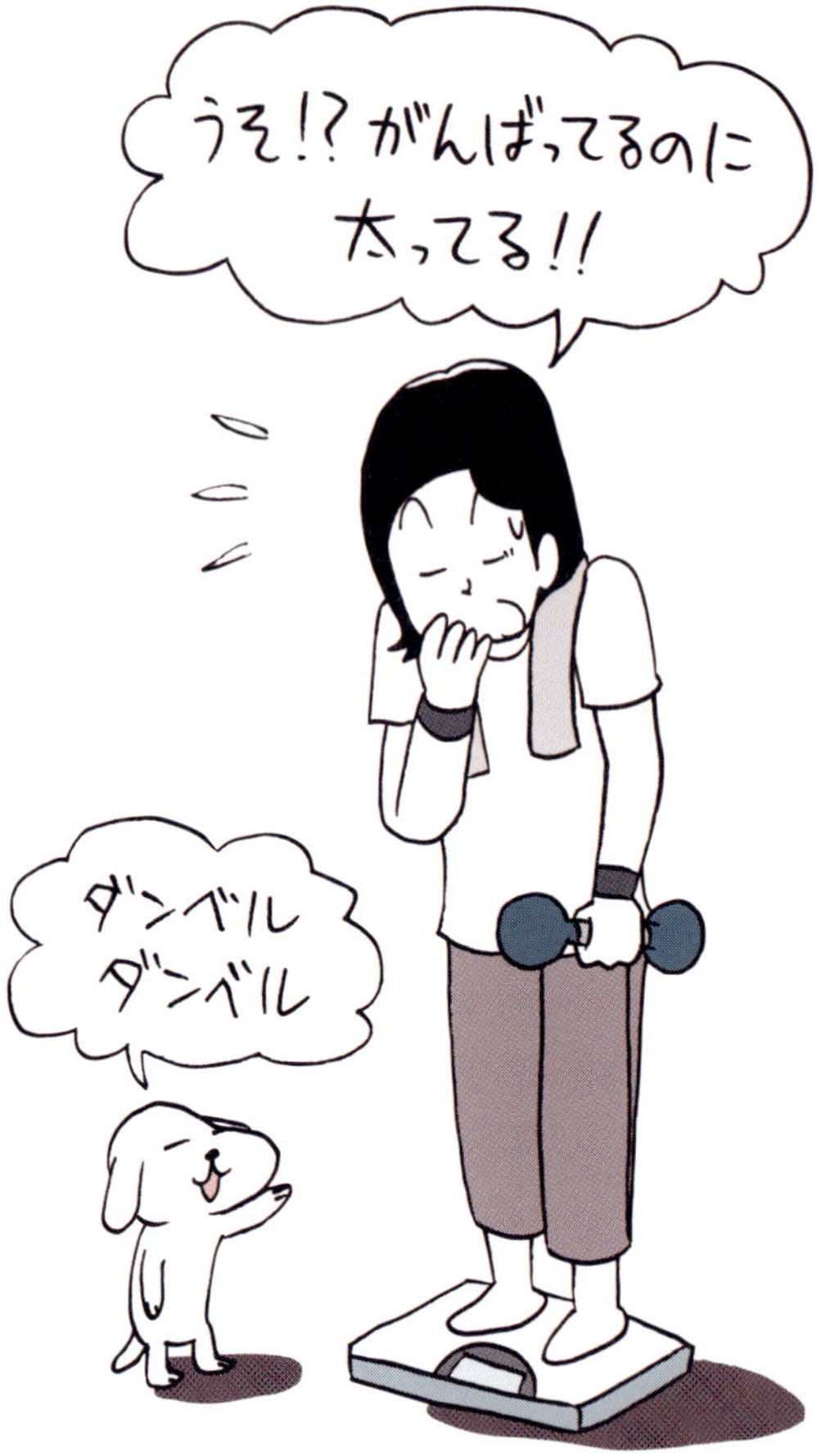
うそ!?がんばってるのに太ってる!!
ダンベルダンベル

現在のスペック

身　長:163cm
体　重:58kg
体脂肪率:30%
脂肪量:17.4kg
LBM(除脂肪体重):40.6kg
BMI(ボディマス指数):21.83

目標のスペック

身　長:163cm
体　重:54kg
体脂肪率:24%
脂肪量:12.96kg
LBM(除脂肪体重):41.04kg
BMI(ボディマス指数):20.32

とある1週間のメニュー

	朝食	昼食	夕食	間食
1日目	豚肉とザーサイ、キャベツの蒸し煮、ゆで卵2ヶ、納豆、コンソメスープ、ラタトゥイユ	お弁当（シャケ、ラタトゥイユ、ほうれん草、ご飯、梅干）、みそ汁	おにぎり1ヶ、市販のカップスープ	
2日目	ポークソテー、野菜炒め、ブロッコリー、納豆、ゆで卵2ヶ、コンソメスープ	トムヤムクンヌードル、タイサラダ、ポテトサラダ	おにぎり1ヶ、市販のカップスープ	ビール350ml、日本酒3合、サキイカ、炙りたらこ
3日目	ブリのカレー粉焼き、チンゲン菜炒め、プレーンオムレツ、納豆、わかめスープ	お弁当（豚肉、ほうれん草、切り干し大根、ご飯）、みそ汁	おにぎり1ヶ、市販のカップスープ	
4日目	ブロッコリー、納豆、ゆで卵、わかめスープ	ガパオ、スープ、サラダ、タピオカ	ビール1本、日本酒2合（つまみなし）	プロテイン
5日目	チンゲン菜炒め、肉巻きアスパラ、プレーンオムレツ		お刺身、焼き魚、ほうれん草、レバ串1本、ビール大瓶2本、日本酒3合	
6日目	おにぎり（梅）、レタスサンドイッチ、揚げ鶏（コンビニスナック）、ヘルシア緑茶		乾そば（150gくらい）、出汁巻き卵、大根おろし、いさきお刺身、ビール50ml、日本酒4合	いちご、おせんべい3枚、チョコ3ブロック
7日目	揚げ出汁豆腐、小松菜おひたし、納豆、ゆで卵2ヶ	お弁当（豚肉、ほうれん草、ひじきの煮つけ、ごはん、梅干）、みそ汁	おにぎり1ヶ、市販のカップスープ	おせんべい（薬を飲むために食べた）

MoriTaku Advice

効果がないなら視点を変えてみる

改1善 内臓、きちんと働いてますか?

梅田さんの食事内容であれば、本来ならば太らないはずです。なのに現実は太っているのなら、視点を変えてみましょう。梅田さんの場合、週の半分くらいはお酒を楽しんでいます。しかもビールと日本酒が多く、どちらも糖質が高いのが特徴です。糖の過剰摂取で内臓の働きが阻害され、代謝が狂っている可能性があります。まずは2週間やめてみて、ようすを見てみましょう。

改2善 昼のお弁当、ご飯の量を減らす

お弁当である時点で及第点なのですが、ご飯の量が多すぎるのがもったいないところです。計ると200gく

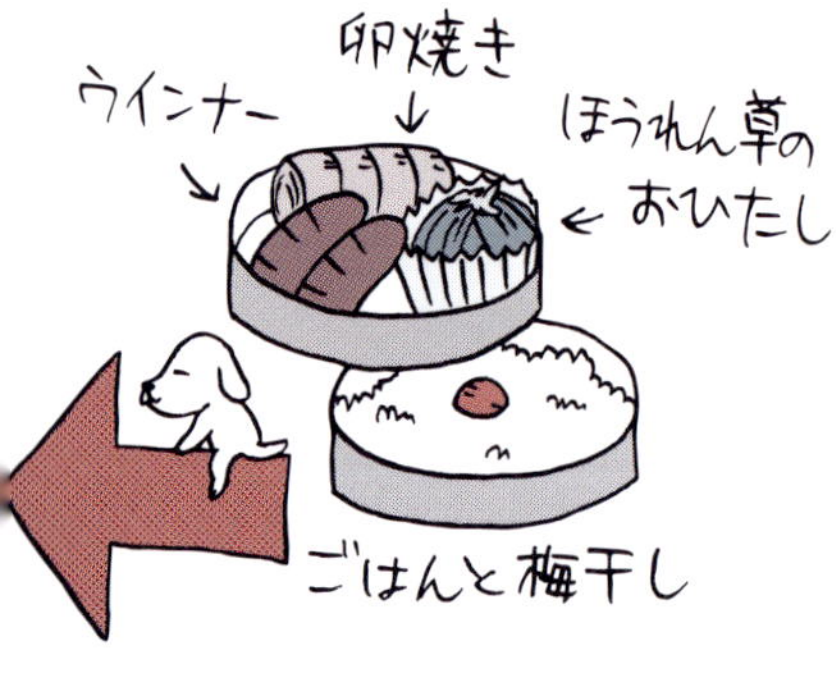

卵焼き
ウインナー
ほうれん草のおひたし
ごはんと梅干し

らいあるのではないでしょうか。ダイエットするのであれば、1食の炭水化物の量は80gが目安。お弁当の一段分、ご飯を詰めなければならないという考え方は捨てて、半分にし、残りはたんぱく源を詰めましょう。お米を五穀米や玄米に変えてもいいでしょう。

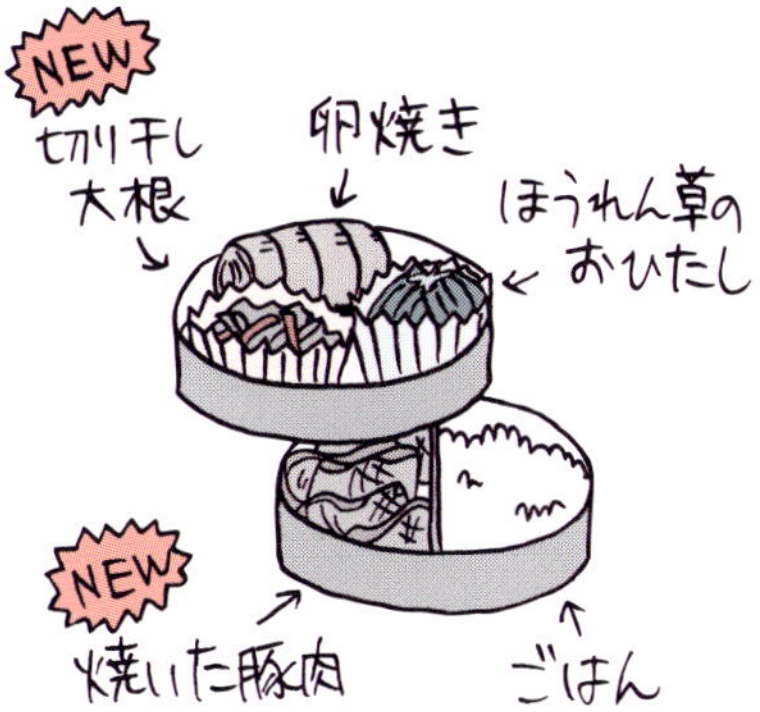

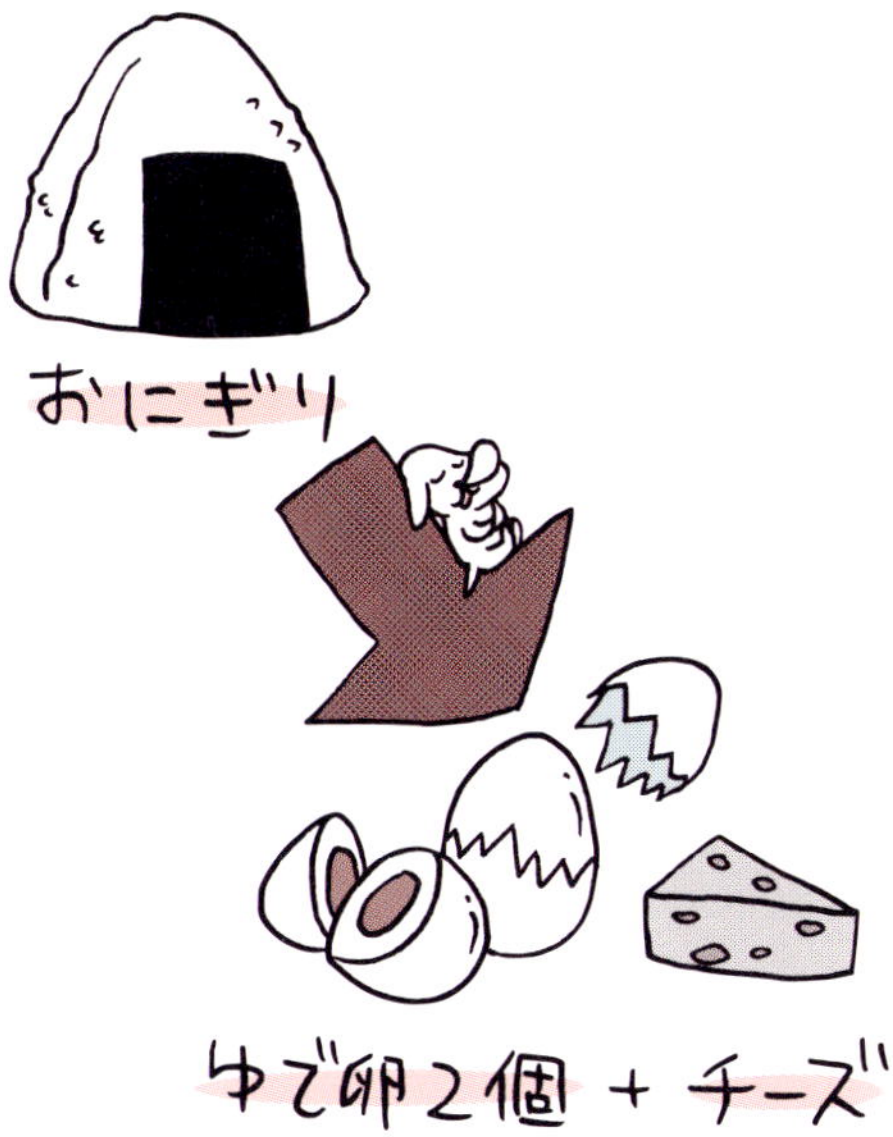

改善3 夕食のおにぎりを、ゆで卵に変える

梅田さんは夕食を、毎日18時ごろにオフィスで摂っています。メニューはたいてい、おにぎりと市販のスープのようです。これでは、糖しか摂っていない計算になります。まずは夕食のおにぎりをゆで卵2個や豆腐など、たんぱく源に変えてみましょう。チーズでもＯＫです。においもあまり強くないので、オフィスで食べていてもそれほど迷惑にはならないのではないでしょうか。

自称運動オタクが陥りがちな盲点

運動しているからすべてがチャラになると思ったら大間違い

運動が苦にならないタイプの人に多いのが、「運動しているから」というただその事実だけが、**すべての行動に対する免罪符**になっているパターンです。「運動をしているからお酒を飲んでも大丈夫」「運動をしているから甘いものを食べても大丈夫」そう考えるのは甘いと、僕はずっといってきています。

何度も申しあげますが、運動で消費できるカロリーは、たかがしれています。引き締まったラインをつくったり、**ロコモティブ症候群**[01]を防いだりといった効果はもちろんありますし、そういう意味で、運動をしたほうがいいことは確かです。けれどもハチャメチャな食生活を送っていて、体に運動という負荷をかけることが、果たして正解でしょうか。そう、**体をつくる基本は、運動ではなくて食事**なのです。これをまず、念頭に置いておいてください。

POINT 01
ロコモティブ症候群

「運動器」の障害のこと。運動器とは、筋肉、骨、関節、椎間板などを指します。症状が進むと、要介護になるリスクが生じますが、適度な体操と正しい食事で、ある程度防ぐことができます。2007年、日本整形外科学会が新たに提唱しました。

梅田さんの場合は、体内の代謝機能などが食事によって狂っている状態のまま、ハードな運動を続けています。それでは効果はほとんど出ません。

どうして結果が出ないのか

梅田さんが本当に考えなければならないのは、食事内容は間違っていないのに、どうしてまったく結果が出ないのか、ということ。運動をこれ以上増やしていくのではなくて、たとえば**運動をしたのであれば運動しただけの結果が出るような体**にしていかなければならないわけです。

そこで、まずは体内環境を整えましょう、というのが僕から梅田さんへのアドバイスです。ギリシャヨーグルトをはじめとする発酵食品を積極的に摂るというのがいちばん手っ取り早い方法かもしれません。

あるいは、きちんと食べて体をつくる時期と、食事をコントロールして体内をキレイにする時期に分けるのもいいですね。**ファスティング**[02]が効果的なのは、実はこのタイプでもあります。体内の機能が狂っているうちはツラいかもしれませんし、ガマンすることも必要かもしれませんが、徐々にラクになってくるはずです。ただし、ファスティングは付け焼刃の知識では絶対にやらないこと。専門家の指導を必ず受けてください。

POINT 02
ファスティング
断食のこと。といっても、絶食することを指してはいません。美容・ダイエット目的の場合、酵素ジュースなどを摂りながら固形物を断ち、回復食にも力を入れます。内臓がキレイになるほか、精神が落ち着くなどの効果があります。

実例2

良かれと思って糖質まみれ いますぐその野菜ジュースをやめなさい！

——小峰隆志さん（仮名・48歳）の場合

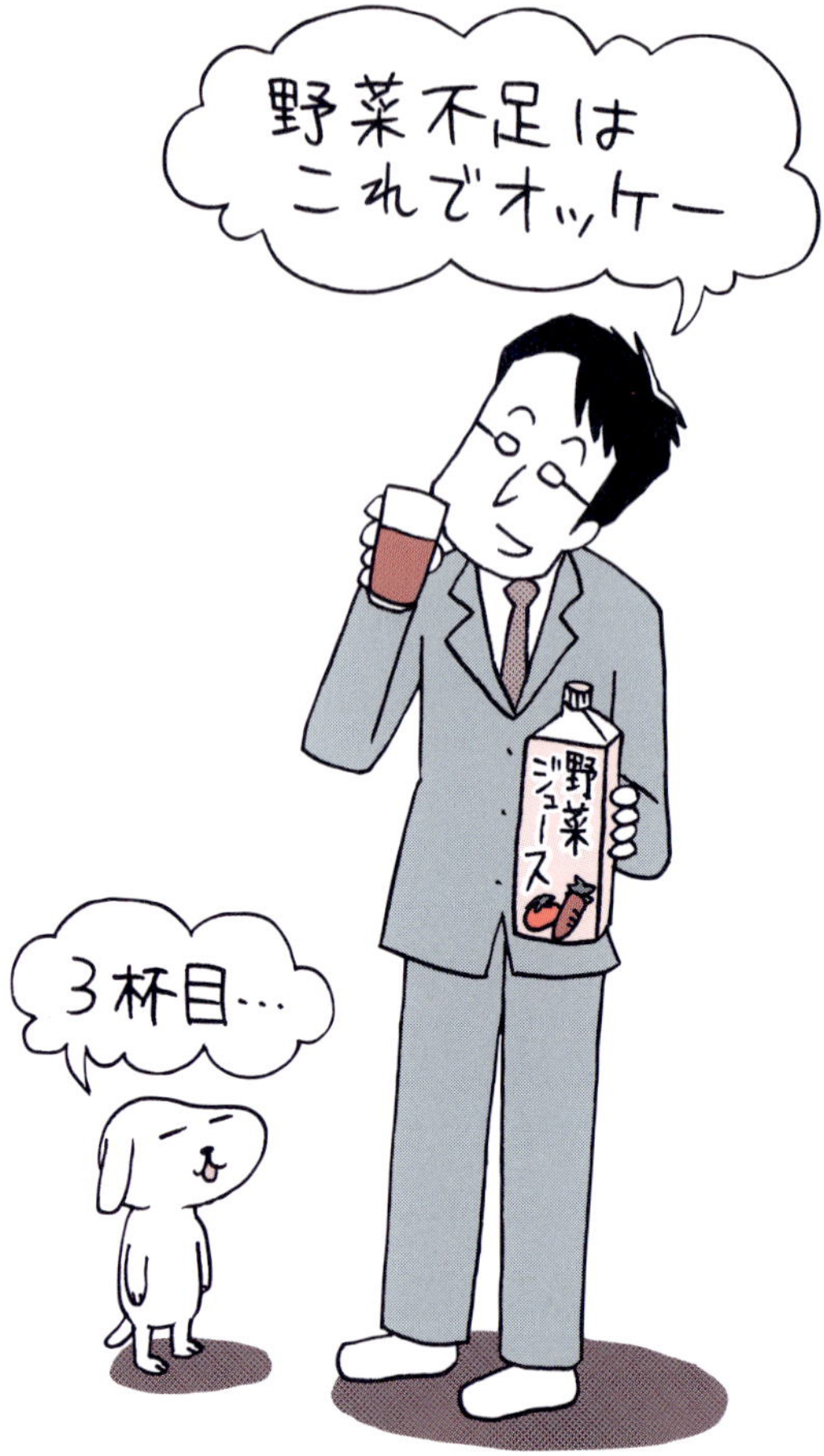
野菜不足は
これでオッケー
野菜ジュース
3杯目…

現在のスペック

身　　長：177cm
体　　重：64kg
体脂肪率：16％
脂 肪 量：10.24kg
LBM（除脂肪体重）：53.76kg
BMI（ボディマス指数）：20.43

◀

目標のスペック

身　　長：177cm
体　　重：66kg
体脂肪率：14％
脂 肪 量：9.24kg
LBM（除脂肪体重）：56.76kg
BMI（ボディマス指数）：21.07

とある1週間のメニュー

	朝食	昼食	夕食	間食
1日目	ハムエッグ、ブロッコリー、パン1枚 フルーツジュース	弁当（れんこんはさみ揚げ、とりもも肉の甘みそ焼き、千草卵焼きと切り干し大根炒煮、枝豆とワカメ煮、もやしナムル、ご飯）、みそ汁	レバニラ炒め、豆腐、コーラ	おにぎり
2日目	ソーセージ マフィン、ハッシュポテト、オレンジジュース	カツカレー、サラダ、みそ汁	中華料理店コースメニュー（前菜三品、中国野菜炒め、鶏肉のから揚げ、点心、四川風麻婆豆腐、卵たっぷり酸辣湯、鶏肉の四川風炒め、海老レタス炒飯、エビチリソース、スブタ、本日のデザート）、生ビール4杯、ハイボール3杯	
3日目	ハムエッグ、マカロニサラダ、パン1枚 ミックスジュース	弁当（豚肉味つけ天ぷら、ふんわりカニ玉、焼きうどん紅生姜のせ、五目ひじき煮、茄子とピーマンのみそ炒め、ベーコンポテトバーグ、ご飯）、みそ汁	豆腐のふわふわ揚げ、マカロニサラダ、プロテイン	野菜ジュース
4日目	ハムエッグ、ブロッコリー、パン1枚 ミックスジュース	弁当（豚肉と厚揚げの四川風、チキンカツ、いか巻・こんにゃく・オクラの炊き合わせ、肉シューマイ、ザーサイキャベツ炒め、濃厚トマトのペンネグラタン、ご飯）、みそ汁	盛り蕎麦、サラダ、缶ビール（350ml）、缶チューハイ（350ml）	野菜ジュース、クッキー
5日目	ハム入りオムレツ、ブロッコリー、パン1枚 ミックスジュース	ゼリー飲料	刺身、焼き魚、もつ煮、ほうれん草、レバ串、瓶ビール（大瓶2本）、日本酒4合	
6日目	おにぎり、納豆巻 野菜ジュース	コンビニ弁当（焼鮭、卵焼き、から揚げ、ご飯）、おにぎり	生ビール7杯、つまみ類	
7日目	生卵、みそ汁、牛肉の煮物、ご飯	カップラーメン、カット野菜（サラダ）、おにぎり	納豆、豆腐	おにぎり

MoriTaku Advice

食べ物以上に飲料はリスキー

改善1

朝のジュースを豆乳に変える

現在、単身赴任中の小峰さんは、仕事が忙しいせいもあって、食事がおろそかになりがちのようです。本人もそれを自覚してか、野菜ジュースを積極的に摂っていますが、これはいますぐやめたほうがいいでしょう。

というのも、野菜を摂る目的が、野菜ジュースでは達成できないからです。ジュースにしている時点で、酵素は死滅し、食物繊維は残らず、ビタミン類も壊れてしまっています。その代わりに、果糖ブドウ糖液糖やトレハロースなどの悪い糖がたっぷり入っている場合もあるのです。

どうしても飲料がほしければ、無調整豆乳に変更してください。無調整ならおかしな糖は入っていませんし、たんぱく質も補えて一石二鳥です。日常的に運動もしているようですから、たんぱく質過多になることはないですし、むしろいまのままでは足りていません。

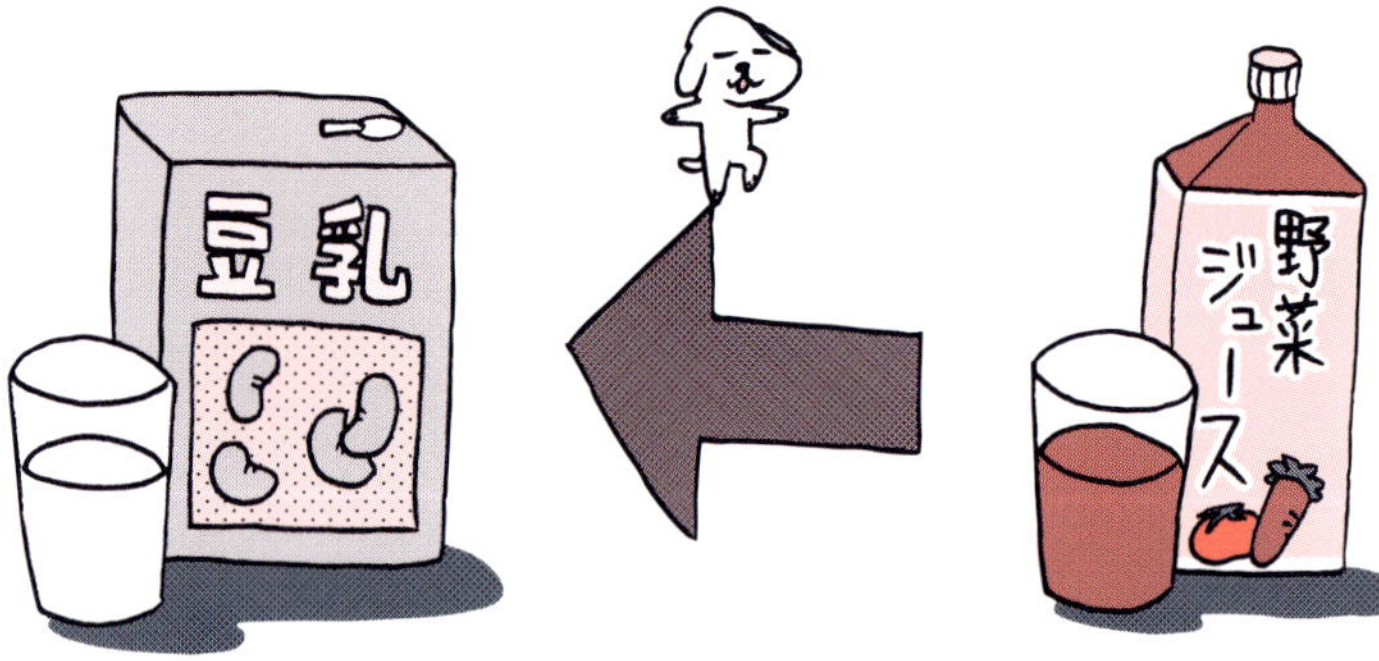

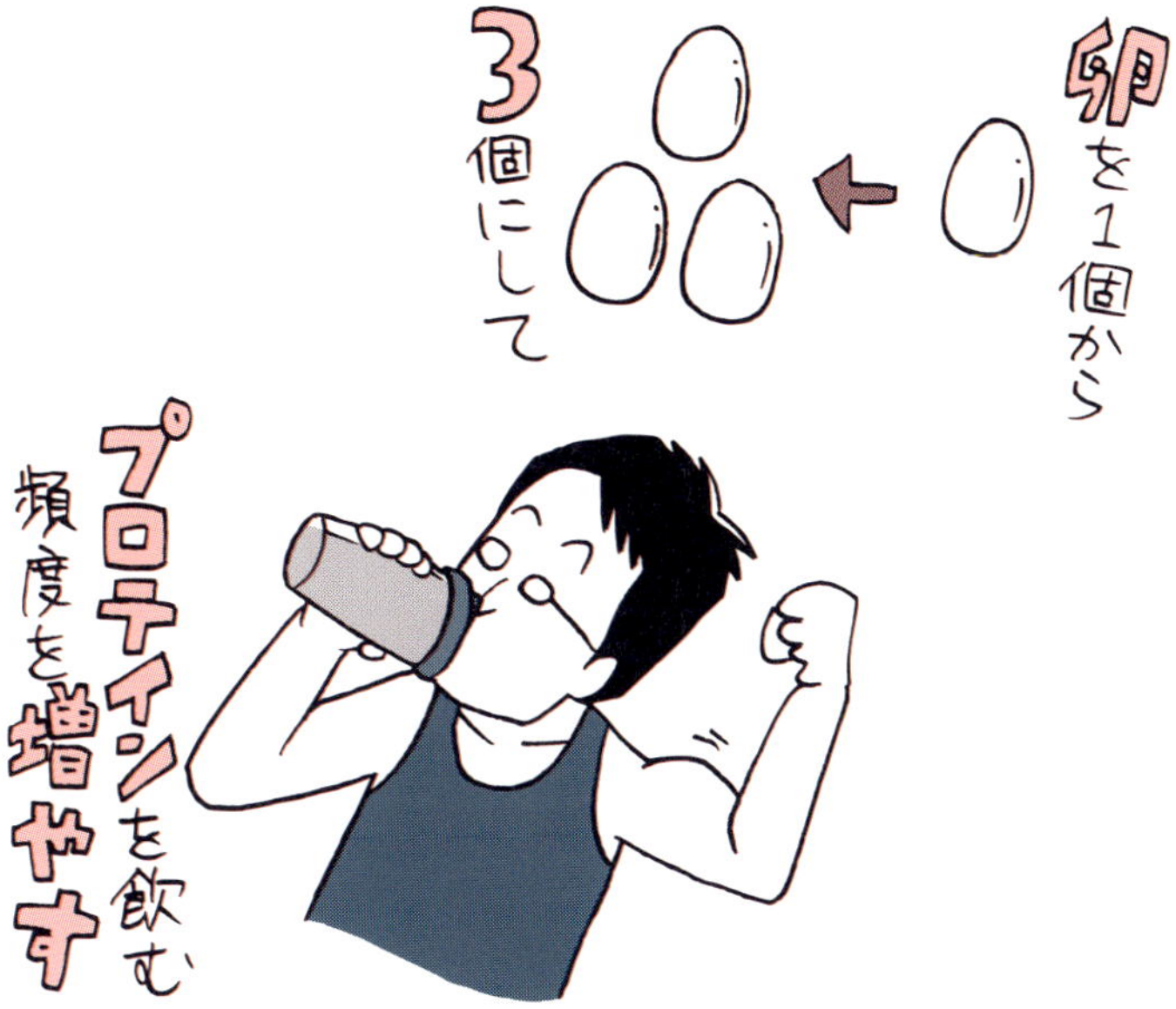
卵を1個から
3個にして
プロテインを飲む
頻度を増やす

改2善
卵を1個から3個にする

毎朝の卵はいい習慣だと思いますが、1個しか食べていないようです。オムレツや目玉焼きをつくるときに、卵を3つ使ってみてください。

さらに、できれば食パンをやめて、そのぶん肉、魚などの動物性たんぱくか、あるいは納豆、豆腐などの植物性たんぱくを加えられればベストです。

昼は、会社のお弁当でしょうか、バランスが取れています。ただし、ご飯は半分にしてたんぱく源とトレードすることをおすすめします。コンビニで手に入る、サラダチキンやサバの缶詰などが手軽で便利です。

また、夜、たまにプロテインを飲んでいるようですが、1週間に1回では足りません。小峰さんの運動量や仕事内容を考えたら、毎日飲んでもいいくらいです。総じて食事量は増やしたほうが、いい体になります。

改善する気は充分 着眼点を変えてみて

正しい知識をもって食生活を判断する

小峰さんは、自分で意識して正しい食事や適度な運動を生活に取り入れようとしています。しかし、惜しいのは、それがかえって裏目に出てしまう傾向があること。とくに、夜の食事は仕事の延長やおつき合いでしょうか、**お酒の摂取**[03]が機会も量も、比較的多いようです。

とはいっても、これくらいなら、すぐに問題になるという頻度ではありません。また、週に1度くらいなら仮にビールを7杯飲んだとしても、**ほかの食事で十分にリカバリーできるはず**です。以前からいっていますが、私の食事アドバイスは、1週間トータルでみて、6割達成くらいで合格点なのです。ほかに小峰さんにアドバイスできることとしては、お酒を飲まない**ふだんの食事を、正しい知識で改善していきましょう**、ということです。

POINT 03
お酒の摂取
お酒は適量ならいいのですが、好きな人はなかなかそうもいかないようです。太りたくなければ糖質の少ない蒸留酒、つまりウイスキーや焼酎がおすすめです。日本酒やビール、ワインを習慣的に飲むのであれば、白米はできるだけ減らしてください。

目標を見ると、体重・筋肉量（除脂肪体重）は増えてもいいけど、脂肪は落としたいということだと思います。ですが、果たしてこれが現実的で理想的な数字でしょうか。この数字にするためには、筋肉をあと4キロ、増やさないとなりません。相当に追い込んだ筋肉トレーニングを行っても、なかなか難しいでしょう。私なら、**体重は据え置き、あるいは1〜2キロ落として、体脂肪を減らす**ことをおすすめします。その場合は糖（米）の摂取を増やすのもアリです。

正しい知識をもって食生活を判断する

実際、この食事モニターから1カ月、私のアドバイスにしたがったことによって、小峰さんは体重を2キロ程度落としています。野菜ジュースおよびミックスジュースをやめ、代わりに**無調整豆乳**[04]を取り入れたことがひとつ。お弁当のご飯を半分に減らしたことがひとつ。ちなみにご飯の残りはおにぎりにして、運動の前に食べているそうです。この食事内容であれば、ヤセても、やつれた感じにはなっていないはずです。この調子で体調をみながら、高たんぱく質摂取を定着させていきましょう。

体調が悪くなければお酒はこのままでも大丈夫です。

POINT 04
無調整豆乳
調整豆乳には、砂糖や調味料などの糖質が加えられ、飲みやすく加工されています。これでは野菜ジュースと何ら変わりはありません。せっかくたんぱく質を摂るのですから、余計な糖分はできるだけ排除しましょう。

実例3

家族が多いと、食卓はこうなる

――中野さくらさん（仮名・28歳）の場合

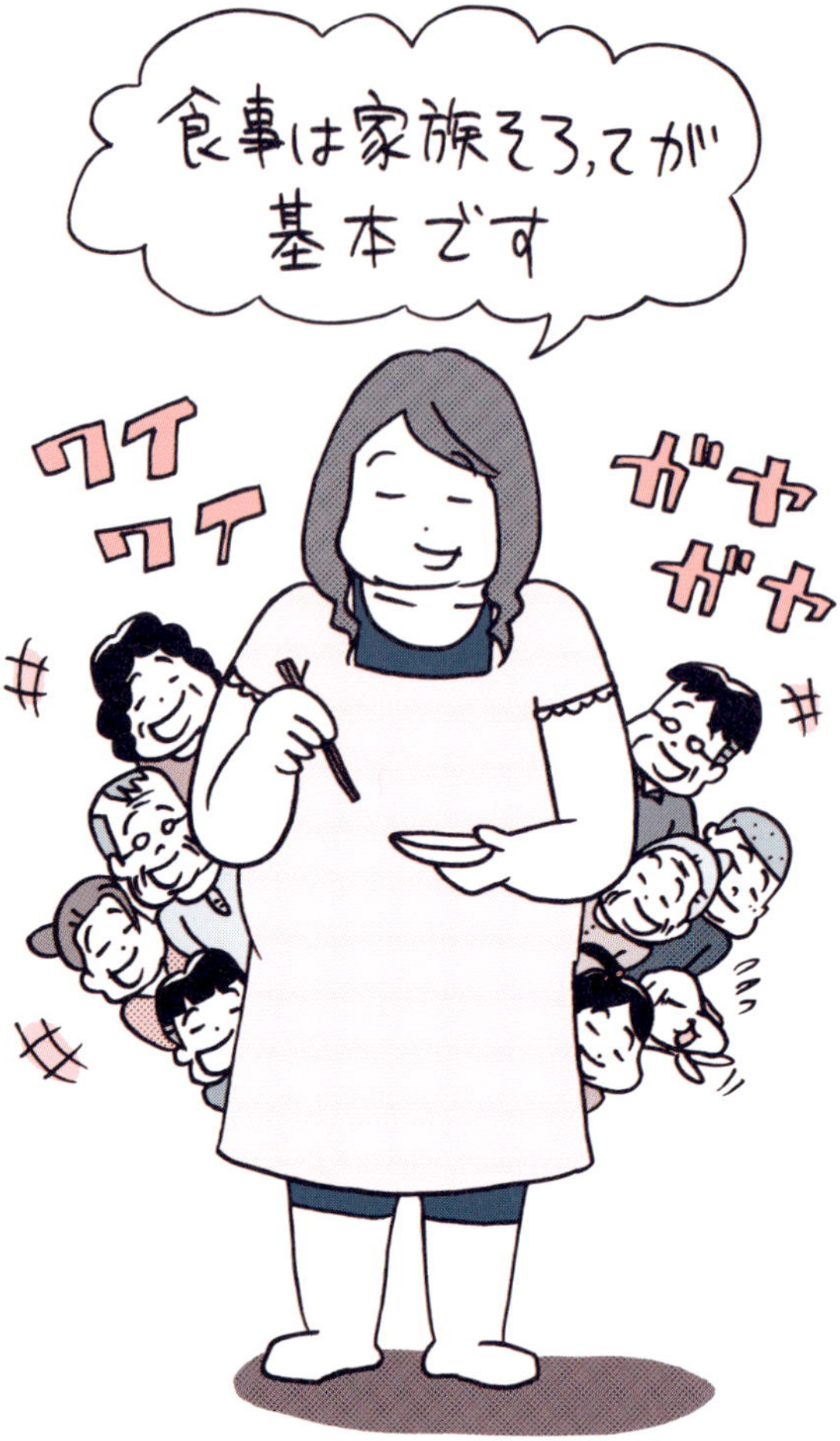
食事は家族そろってが
基本です
ワイワイ
ガヤガヤ

現在のスペック	
身　　長	158cm
体　　重	68kg
体脂肪率	38%
脂 肪 量	25.84kg
LBM（除脂肪体重）	42.16kg
BMI（ボディマス指数）	27.24

◀

目標のスペック	
身　　長	158cm
体　　重	58kg
体脂肪率	24%
脂 肪 量	13.92kg
LBM（除脂肪体重）	44.08kg
BMI（ボディマス指数）	23.23

とある1週間のメニュー

	朝食	昼食	夕食
1日目	食パン1枚、スクランブルエッグ、サラダ(トマト、キュウリ、レタス)、ヨーグルト	焼きそば、いわしの生姜煮	まい茸の炊き込みご飯、煮物(にんじん、里芋、こんにゃく)、空豆、ビール350ml、白ワイングラス5杯
2日目	納豆ご飯、ヨーグルト、コーヒー	まい茸の炊き込みご飯、煮物(にんじん、里芋、こんにゃく)	カレーライス、サラダ
3日目	カレーライス、ヨーグルト、コーヒー	コンソメスープ、ポテトサラダ	牛肉と玉ねぎの牛丼風、イカの塩辛、長ネギとワカメのみそ汁、ビール350ml、白ワイングラス5杯
4日目	食パン1枚、目玉焼き、サラダ(レタス、トマト)、ヨーグルト、コーヒー	天ぷらそば	筍、にんじん、ピーマン、豚肉、エリンギ、春雨のオイスターソース炒め、刺身、かぼちゃ煮、ビール350ml
5日目	筍、にんじん、ピーマン、豚肉、エリンギ、春雨のオイスターソース炒め、かぼちゃ煮、ヨーグルト、コーヒー	お寿司、お吸い物	ハンバーグ、魚介のサラダ、たまねぎとほうれん草のキッシュ、赤ワイングラス3杯
6日目	クロワッサン、ヨーグルト、オレンジ、野菜ジュース	ご飯、あじの開き、漬け物、わかめのみそ汁	冷やし中華、しゅうまい(2個)、ビール350ml、白ワイン750ml
7日目	ご飯、生卵、しゅうまい(1個)いわしの甘露煮、ヨーグルト、コーヒー	つけ麺、ふきのとうの天ぷら	鯖のみそ煮、厚揚げとしめじの大根おろし煮、とうもろこし、厚焼卵、ビール350ml

MoriTaku Advice

生活の基本的な改善に取り組んで

改善1

大皿料理は取る量を決めて

中野さんは食事を自宅で摂ることが多く、基本的には3食ともお母さんの手料理を食べています。メニューを見ると典型的な家庭料理で、一見、問題があるようには思えません。が、細かく見ていくと、糖質が多すぎること、たんぱく源が少ないこと、全体的に食べている量がわからないことなどが気になってきます。

聞けば、中野さんは大家族で、ご両親と父方の祖父母、さらに三人姉妹が同居しているそうです。中野さんは、三人姉妹の中間子。お母さんがつくった料理は大皿に盛り、小皿に取って食べているのではないでしょうか。

この食べ方の欠点は、自分が食べている量を正確に把握しにくいことです。極端にいえば、大皿の7割近くを中野さんひとりで食べている可能性もあります。「大皿料理は取り分ける量を決めて、一回だけ」が鉄則です。

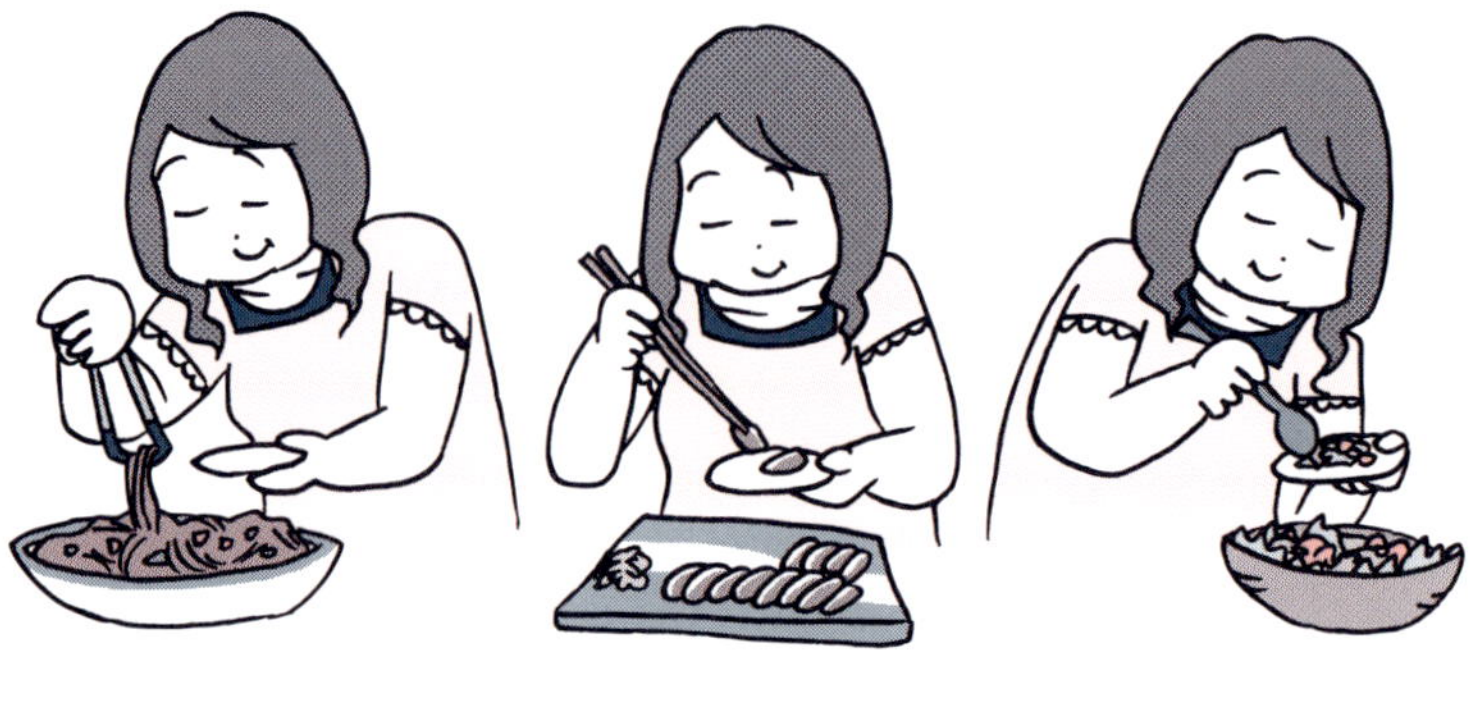

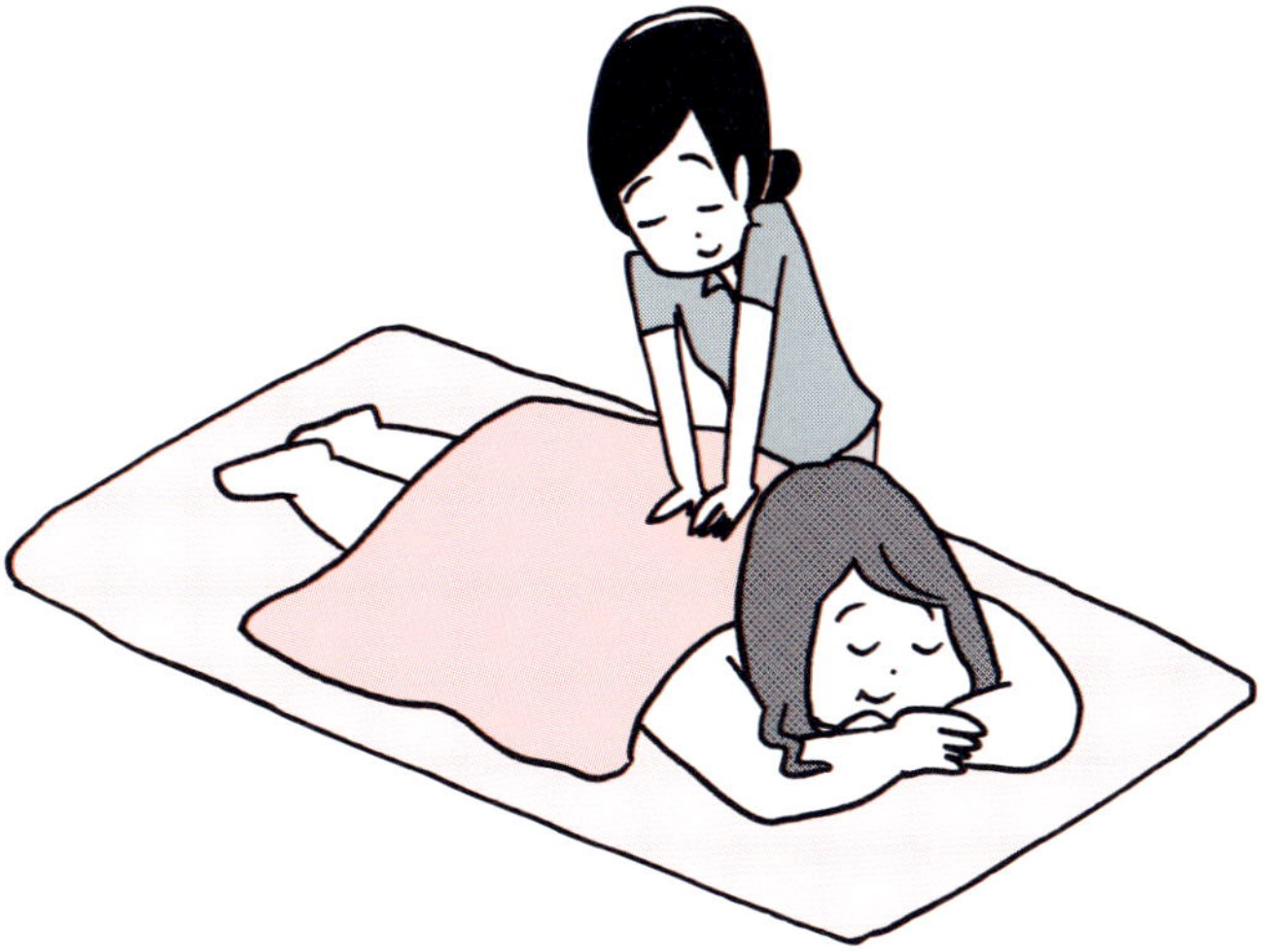

改善2　運動の前にマッサージを

中野さんは色白でぽっちゃりとしたタイプ。一見柔らかそうな印象を受けますが、実際はセルライトが相当できているはずです。むくみもかなりあるでしょう。スポーツクラブで定期的な運動を継続しているようですが、結果にはなかなか結びついていきません。それは、中野さんの脂肪が、むくみと相まってセルライトになってしまっているからと予想します。

脂肪がセルライト化してしまったら、運動だけではなかなか落ちにくくなります。脂肪に繊維化したコラーゲンが絡まり、固まってしまうからです。週に3回ジムに行っているなら、そのうちの1回をマッサージ、あるいはエステにするという改善案も実はアリです。脂肪を柔らかくして、落ちやすい状態にしてから運動をしたほうが、効果が出やすいからです。

お母さんの料理で娘が太る大家族の弊害とは

食べ物の質が問題ないなら、量に注目してみよう

中野さんのご自宅はいわゆる町工場で、さくらさんは自家就職されています。つまり、3食とも、お料理好きのお母さんの料理を食べていて、しかも自分ひとりだけ食事を変えにくい状況です。

実は、私が実際にダイエット指導で**食事の記録**[05]を提出してもらうと、ほとんどの方が嘘をつきます。中野さんが嘘をついている、といっているわけではありませんが、そういう場合、私は書かれていない情報を、できるだけ読み取ろうと考えます。

すると、見えてくるのは量なのです。ご飯は1杯しか食べていないのか。あるいは大盛りにしてはいないか。それは書かれていないので、想像でしかありません。あるいは、大皿料理から小皿に取るとき、量を決めずに食べたい

POINT 05

食事の記録

食事はプライベートなもので、なかなか事細かに報告するのはハードルが高いようです。ですが、その「隠したい」と思っているところに問題が隠れていることが多い。ヤセたいのなら、一度食生活すべてを棚卸しする必要があります。

だけ食べてはいないか……。

大皿料理から取り分ける量を決めたら、次に改善するのはご飯の量です。1食80gくらいに抑えて、代わりに納豆を2パックにする、卵をふたつにするなど、たんぱく源を倍にします。

実は中野さんのようなタイプがいちばん、**運動よりも食事で変わります**。目標の体重10キロ減、これは時間をかけてぜひ達成してほしいですが、体脂肪が14%減というのはなかなかハードなので、まずは26%あたりを目指してもらうほうがいいでしょうか。半年くらいかけてまずは体重が5~6kg、変わってくれれば及第点です。

具体的には、朝にもっとたんぱく質を摂る。お昼は、まぁまぁ普通ですが、ここでどのくらい炭水化物を抜けるかだと思います。お酒もよく飲まれていますから、むくみもあるでしょう。

むくみや**セルライト**[06]過多などの体質は、運動よりもむしろエステやマッサージで変えながら、食事を少しずつ先ほどいった形にしていく。**時間はある程度かかりますが、絶対に結果は出る**はずです。

聞けば、さくらさんのお母さんもダイエット経験者。ヤセたい気持ちは理解してくれると思いますし、協力も得やすいのではないでしょうか。

POINT 06
セルライト
栄養不足を起こしたコラーゲンが繊維化して、肥大した脂肪細胞に絡まって固まったもの。血行が悪くなっているので脂肪が分解されづらく、エステなどでほぐしてからのほうが落ちやすくなります。医学用語ではない、などの意見もありますが、近年欧米でも研究は進んでいるようです。

実例4

子もちのアラフォー主婦はこうして太っていく
——谷山千夏さん（仮名・36歳）の場合

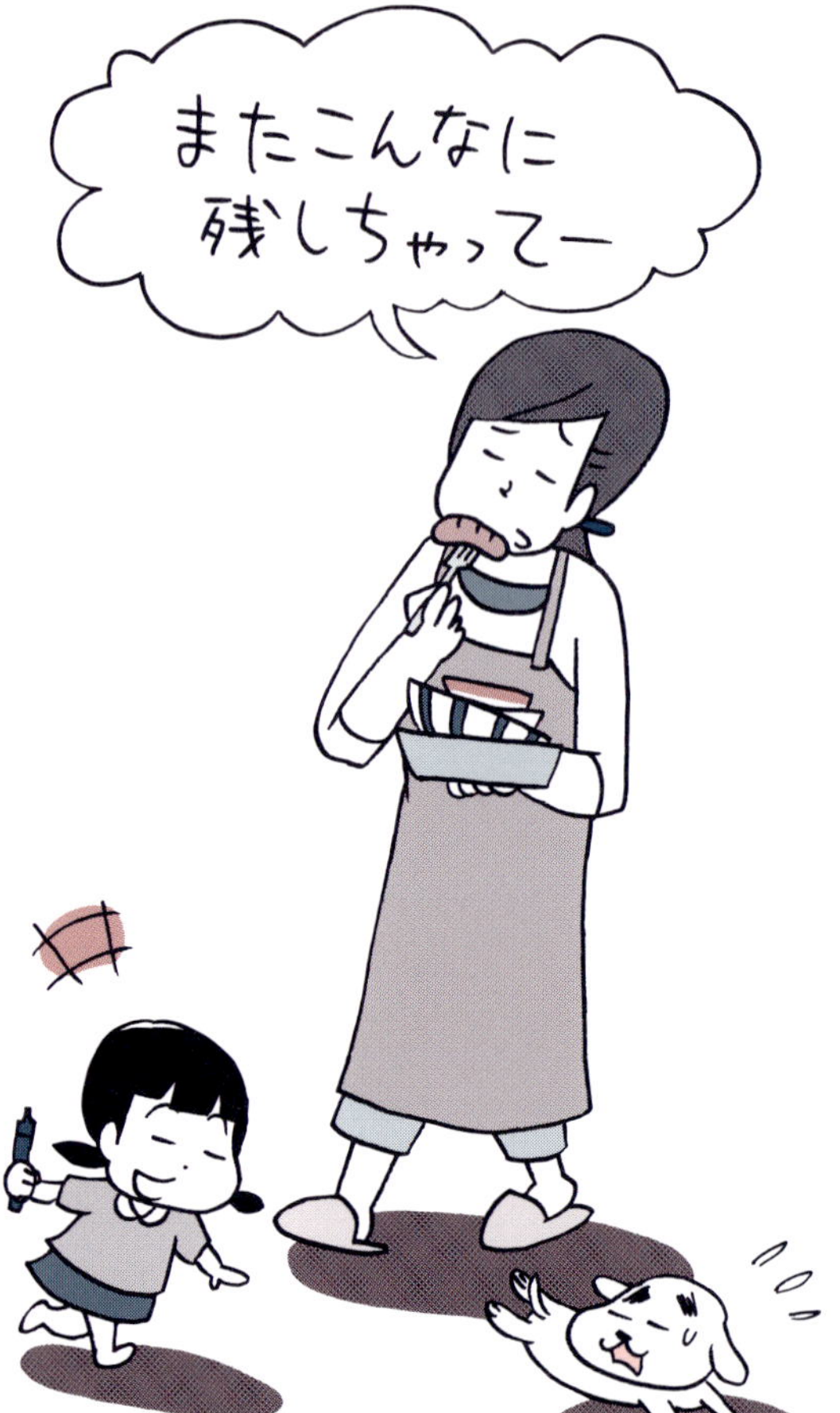

目標のスペック	
身　　長	155cm
体　　重	50kg
体脂肪率	24%
脂 肪 量	12kg
LBM(除脂肪体重)	38kg
BMI(ボディマス指数)	20.81

◀

現在のスペック	
身　　長	155cm
体　　重	53.9kg
体脂肪率	30.5%
脂 肪 量	16.44kg
LBM(除脂肪体重)	37.46kg
BMI(ボディマス指数)	22.43

とある1週間のメニュー

	朝食	昼食	夕食	間食
1日目	すいか、蒸しパン、ヤクルト	ビビンパ、わかめスープ、サラダバー（焼き肉屋でママ友ランチ）	白米、根菜スープ、納豆卵、冷奴揚げ玉のせ、なすの揚げびたし、アスパラの豚肉巻	昼食前に某コーヒーショップのフローズン状コーヒー飲料
2日目	玄米おかゆ、目玉焼き、卵焼き、ウインナー2本、すいか、乳酸菌飲料、レタス卵スープ	チャーシュー煮卵入りおにぎり（コンビニ）	ひじき鮭チャーハン、豚肉もやしスープ	
3日目	フレンチトースト、目玉焼き、ウインナー、無糖ヨーグルト（りんごと亜麻仁油トッピング）	ひじき鮭チャーハン、ミニトマト、トマトジュース（昨晩の残りを弁当に）	白米、わかめとじゃがいものみそ汁、ひじききのこハンバーグ、冷奴、小松菜の酢みそ和え、納豆	
4日目	なし	ゆで卵半分、ゆかりごまおにぎり2個	まぐろ、いか、たこ、サーモン刺身、納豆	バターサンド3枚
5日目	なし	竜田揚げバーガー、生野菜サラダ	焼き肉（豚、牛カルビ、鶏もも、もやし、玉ねぎ、パプリカ、エビ、こんにゃく、にんじん）	
6日目	食パン1枚、レタス、鶏もも焼き2個	焼きそば	かつおのたたき、しゅうまい、ぎょうざ、フランスパンクリームチーズのせ4切れ	夕食時ビール500ml
7日目	ロールパン、ウインナー1本、ヨーグルト（りんごと亜麻仁油トッピング）、牛乳	立ち食いそば（生卵トッピング）	いわしのフライ4本、ニラ玉、ポトフ、納豆卵	ワイン1杯

MoriTaku Advice

体に必要なものを摂る習慣を

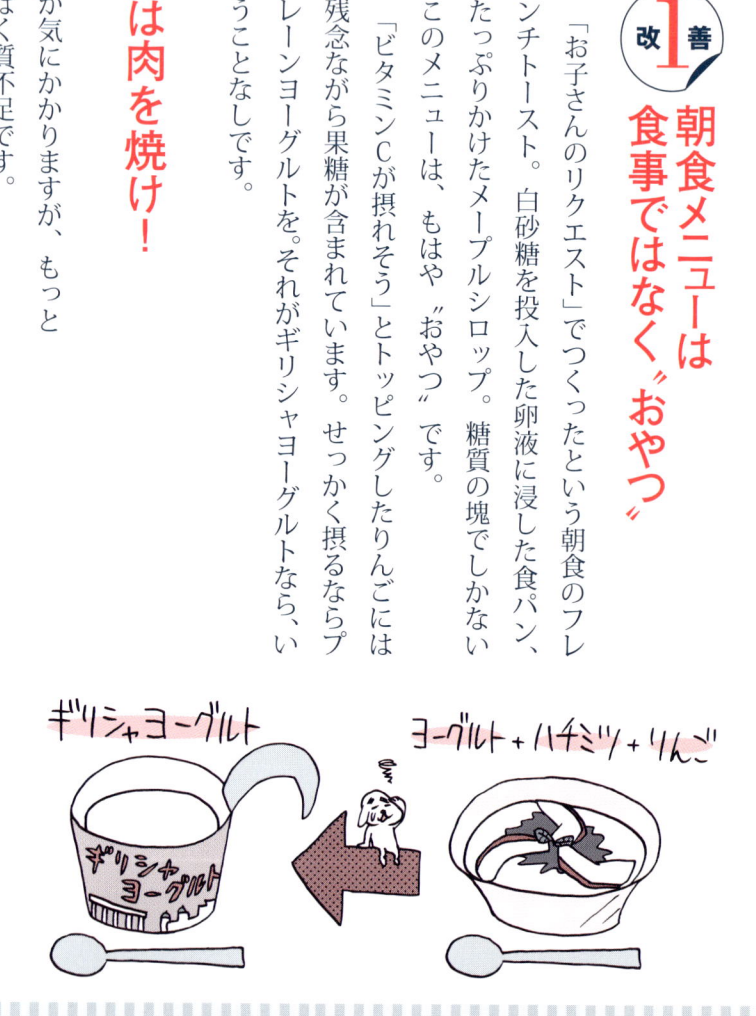

改1善 朝食メニューは食事ではなく〝おやつ〟

「お子さんのリクエスト」でつくったという朝食のフレンチトースト。白砂糖を投入した卵液に浸した食パン、たっぷりかけたメープルシロップ。糖質の塊でしかないこのメニューは、もはや〝おやつ〟です。

「ビタミンCが摂れそう」とトッピングしたりんごには残念ながら果糖が含まれています。せっかく摂るならプレーンヨーグルトを。それがギリシャヨーグルトなら、いうことなしです。

改2善 焼き肉屋では肉を焼け！

全般的に糖質の摂りすぎが気にかかりますが、もっと気になるのは圧倒的なたんぱく質不足です。

1日目の昼に、焼き肉屋ランチをしていますね。メイ

ンディッシュは、糖質主体のビビンパ定食ではなく動物性たんぱく質が摂れる焼き肉定食を選ぶべきでした。つけ合わせのサラダバーを食べること自体はかまいませんが、野菜からはほとんどたんぱく質は摂れません。

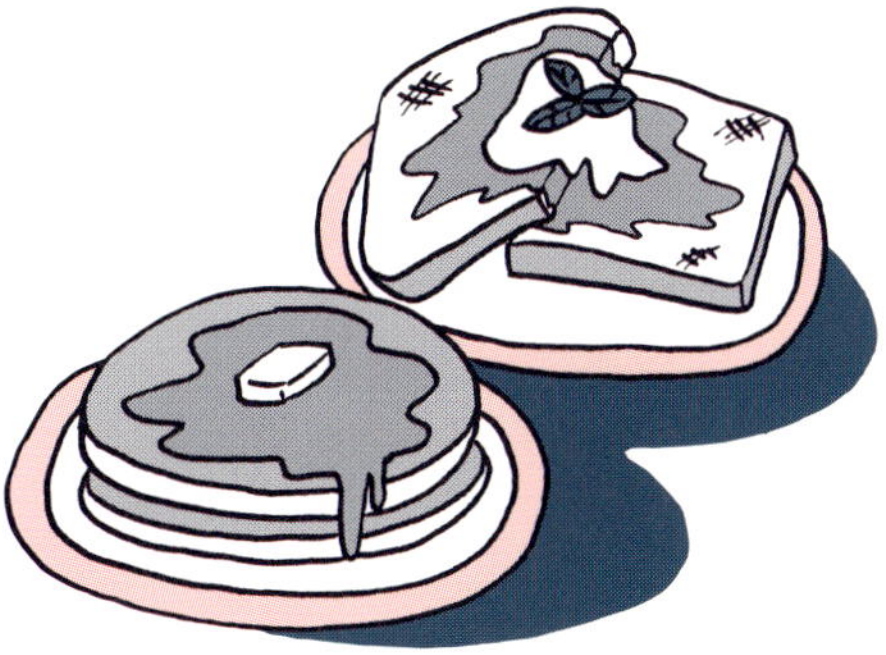

改善3

チャーシュー煮卵おにぎりは代謝を下げる肥満食

谷山さんは「たんぱく質が摂れるから」という理由で、食事をする時間が少ないときに、コンビニの「チャーシュー煮卵おにぎり」ばかりを食べていたそうです。

しかし肉や卵は、たんぱく質だけでなく脂質も豊富。お米にチャーシュー&煮卵では、「糖質×脂質」となってしまい、体脂肪を増やすゴールデンコンビの出来上がりです。おにぎりの具材は、昆布や鮭が無難でしょう。

座って食べる時間が少しでもあるのなら、おにぎりをゆで卵2個とトレードするのがベストです。

隠れ肥満タイプは太らせてから脂肪を燃やせ！

まず体重を増やして体組成を変える

谷山さんは、**BMI[07]の数値を見ると典型的な「隠れ肥満タイプ」**です。

隠れ肥満とは、体重は適正圏内でも体脂肪率が高い人のこと。筋肉が少なく、二の腕などがプヨプヨ。代謝が悪く、むくみやすい人も多いようです。

このタイプがいちばんしてはいけないことは、体重を落とすことに躍起《やっき》になることです。**体重を減らすことでもともと少ない筋肉をもっと減らし、ますます代謝の悪い体をつくる**ことになりかねないからです。

筋肉の量を増やして、体脂肪を減らす。そのためには、一度体重をここから2キロほど増やしてもらいます。

「そんなのイヤ！」という拒絶反応が返ってきそうですが、現実的には、ヤセながら筋肉だけを増やすということは難しいため、体重を増やすくらいの

POINT 07

BMIと隠れ肥満

BMIは、身長と体重から見た肥満指数。ヤセ型、標準型、肥満型、隠れ肥満型などのタイプがわかる。割り出し方は、「体重kg÷(身長m×身長m)」。隠れ肥満型は、BMI18.5～25、体脂肪率25％以上の人に当てはまる。

勢いでたんぱく質、脂質を摂りすぎるくらい摂ってもらう必要があるのです。

この荒療治で、体組成がガツンと変わります。体重が増え、体脂肪率は現状維持か少しダウンという状態になっていけば、体重は減っていなくてもヤセてみえるという現象が起きます。そこから2〜3カ月くらいかけて体重も落ちていくでしょう。

主婦はこうして太っていく

子育て世代の食卓には、甘いもの、炭水化物メインのもの、揚げ物などが頻繁に上がりがちです。

「子どもが食べたいものをそのまま出す」といった糖質×脂質まみれの食事を続けると代謝はどんどん低下し、〝お母さん体型〟の一途をたどります。

家族全員の食事を、低糖質、高たんぱく質中心のメニューにそろえてしまっても問題はありません。むしろ、そうしたほうが良いでしょう。

成長期にあたるお子さんにとっても、たんぱく質は重要な栄養素。また、**糖質過多が子供の心身に及ぼす影響**[08]もいろいろ指摘されています。

お米はともかく、手軽に摂れるパンやお菓子で、腹を満たしていくということは極力避けなければなりません。

POINT 08

糖質過多が子どもに及ぼす影響

チョコやスナック菓子に多く含まれる白砂糖や人工甘味料といった吸収が速い糖質を摂りすぎると、急上昇した血糖値を下げる作用が過剰に働いて低血糖になるなど、血糖値が乱高下。近年は若年性糖尿病も増加している。

実5例

「忙しい」が口グセのビジネスマンが栄養不足なのに太ってしまうワケ

――鈴木隆志さん（仮名・32歳）の場合

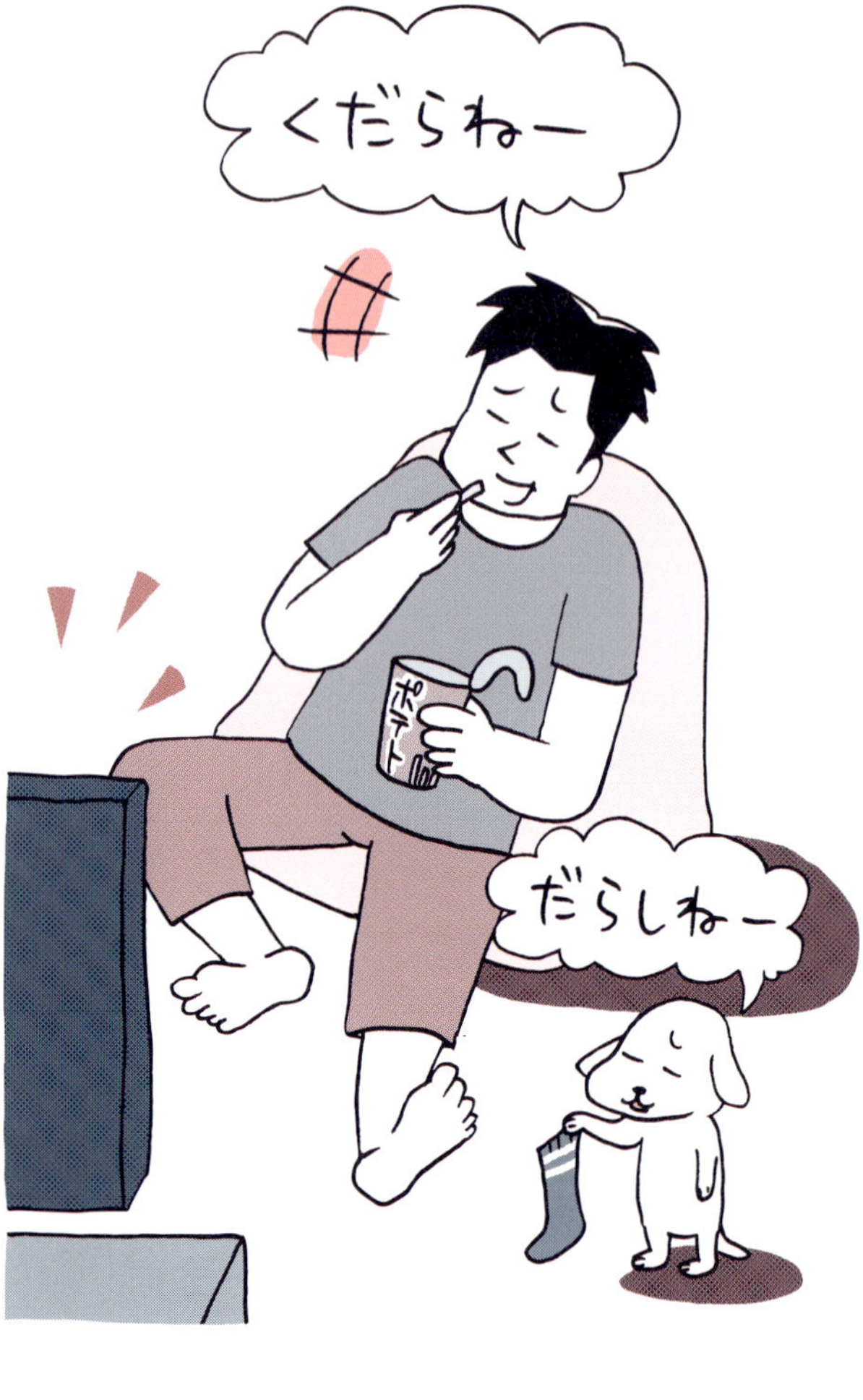

目標のスペック	
身　　長	173cm
体　　重	69kg
体脂肪率	17%
脂 肪 量	11.73kg
LBM（除脂肪体重）	57.27kg
BMI（ボディマス指数）	23.05

◀

現在のスペック	
身　　長	173cm
体　　重	73kg
体脂肪率	21%
脂 肪 量	15.33kg
LBM（除脂肪体重）	57.67kg
BMI（ボディマス指数）	24.39

とある1週間のメニュー

	朝食	昼食	夕食	間食
1日目	なし	ご飯（2杯）、みそ汁、チキンカツ、キャベツ、きゅうり、冷奴、漬け物	カタヤキソバ	
2日目	なし	ご飯（2杯）、野菜と春雨の炒め物、みそ汁、漬け物	ビール2杯、ソーセージ盛り合わせ	
3日目	なし	ご飯（1.5杯）、オニオンスープ、チキン、フライドポテト、つけ合わせ野菜	ラーメン	
4日目	なし	カップラーメン、おにぎり2個、ウーロン茶	なし	
5日目	なし	ご飯（1.5杯）、チキン南蛮、ポテトサラダ、みそ汁、野菜、漬け物	お茶漬け、肉豆腐、串焼き、ビール、酎ハイ	
6日目	なし	なし	ご飯（1.5杯）、鶏のから揚げ、みそ汁、漬け物、納豆2パック	ヨーグルト（深夜2時ごろ）
7日目	なし	塩焼きそば、コロッケ、ウーロン茶	ご飯、みそ汁、きんぴらごぼう、フライドポテト、ハンバーグ、ほうれん草、漬け物	

MoriTaku Advice

低栄養の人は炭水化物過多になっている

改善1 炭水化物を減らして、昼と夜にたんぱく質を摂る

1日の食事のほぼすべてが昼食に集中し、しかも炭水化物しか食べていません。鈴木さんの場合、1日の摂取カロリーは2000キロカロリーくらいが必要なので、栄養不足の状態です。

摂取カロリーは低いのにヤセない。これは栄養不足によって代謝が落ちているから。炭水化物を減らし、たんぱく質を集中的に摂る食事に変えるだけで、体はみるみる変わっていきます。

改善2 食に興味をもって、美味しいものを食べる

鈴木さんの場合、まずは「まともな食事」にすることが何より大切です。まともな食事とは、必要な栄養素が

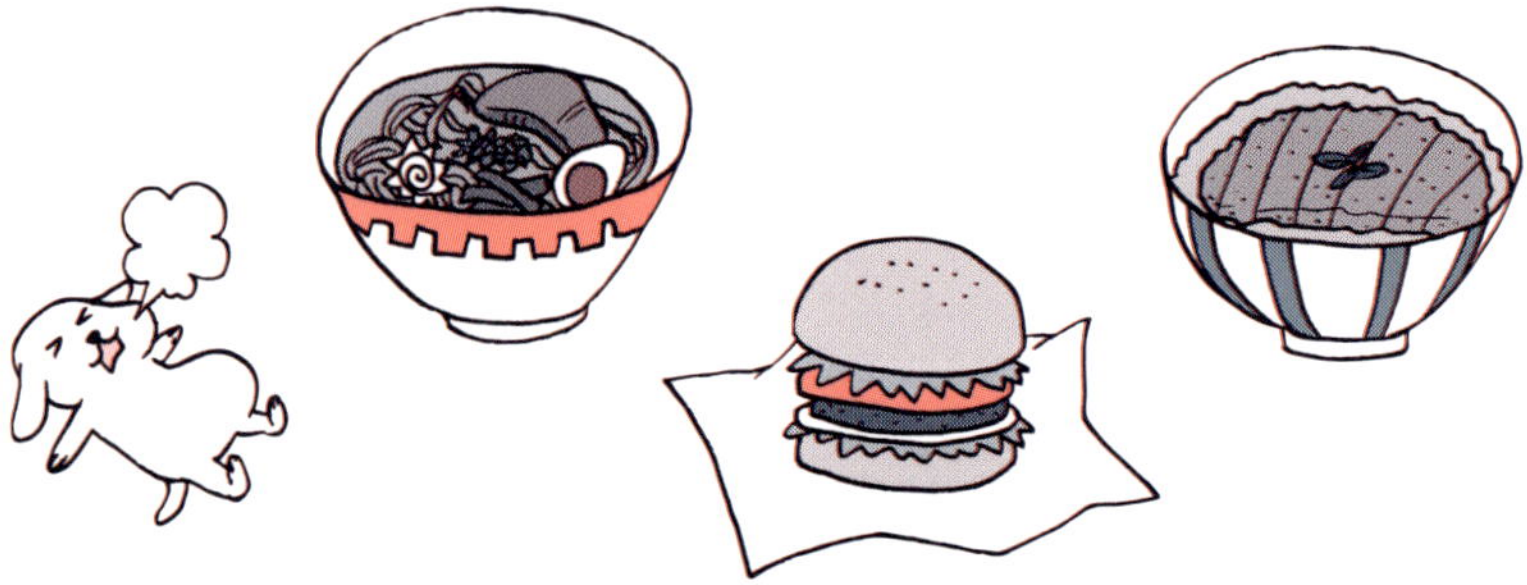

きちんと摂れる食事のこと。腹を満たす食事ではなく、栄養素を摂ることを意識しましょう。
「たんぱく質は筋肉をつくるのに必要」「ビタミンCはお肌に良い」など少しの知識があるだけで違います。

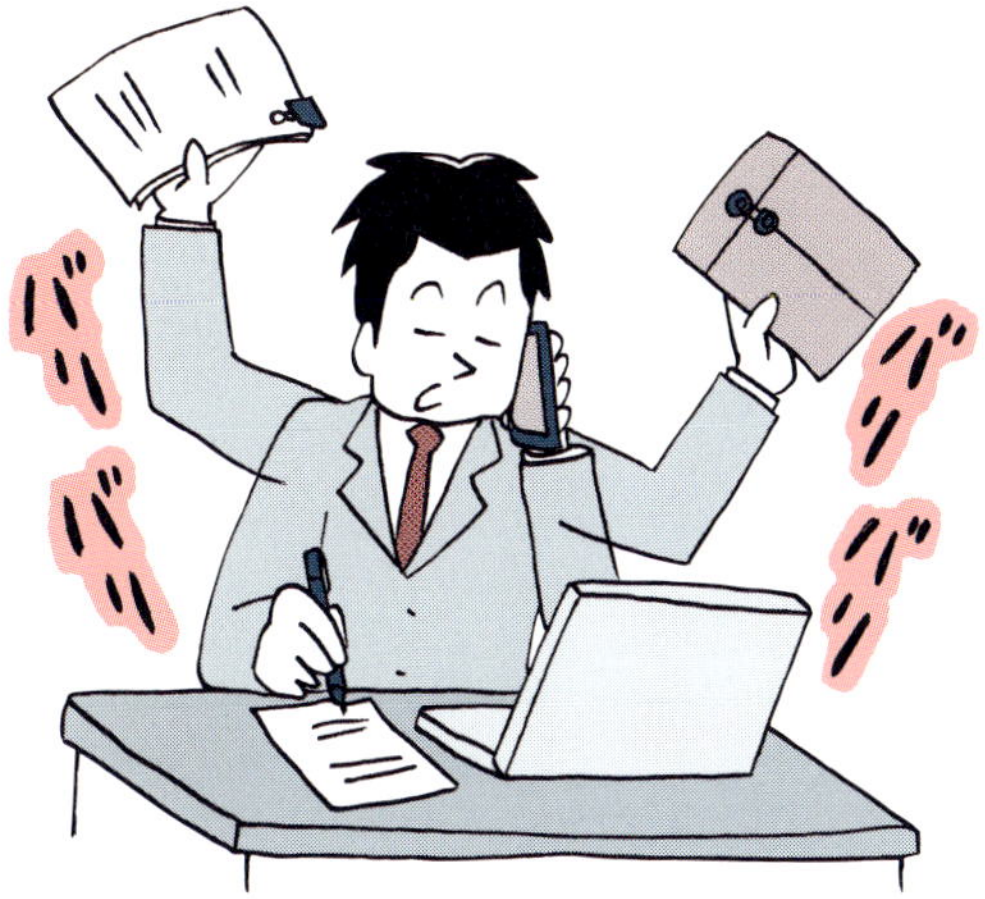

改善3 食事を改善することで仕事の効率もUP！

食事を改善すると体が変わるだけでなく、仕事のパフォーマンスも変わります。睡眠の質が上がるので集中力も増し、体力もアップします。ビジネスマンは「仕事が忙しい」を口にして食事を疎《おろそ》かにしがちですが「忙しいからこそ」食事を整えることが、より良い仕事にもつながると考えてください。

夜自炊をするのが難しい人は、スーパーマーケットに寄って、値下げされたお刺身を買って帰る。これだけでもスタートとしては十分です。

炭水化物過多で低カロリーの食事は栄養不足で代謝が落ちる

「忙しい」を言い訳にせず、食事の見直しから始める

身のまわりにある手軽に摂ることのできる食事の多くは炭水化物メインです。ご飯やパンなどは、忙しいときでもすぐに食べることができ、さらにエネルギーに変わるため、忙しい人にとってはとても便利な食材です。しかし、それに頼りすぎるあまり、**ほかの栄養素が摂れていない**ことが少なくありません。鈴木さんの1週間の食事を見てみると、ご飯の量が最も多く、炭水化物に偏っていることがわかります。一方、**たんぱく質が少なく、ビタミン、ミネラルなどの栄養素が摂れるメニューがほとんど見当たりません**。これでは代謝を上げるための筋肉はつくられません。

また、忙しいからと「ながら食べ」をしていませんか？　仕事をしながらだったり、スマホを操作しながら食べたりしていては、何を食べているのか

POINT 09

栄養不足の毎日が続いている

1週間の食事を見てみると、炭水化物は摂っているものの、どの日も1500キロカロリーを超えていないことがわかります。鈴木さんの場合、1日2000キロカロリーは消費していると考えられるので明らかに栄養不足です。

意識できず、さらに噛む回数も自然と減ってしまいます。

まずはちゃんとした食事を摂りなさい

朝食は食べず、昼食はどこか会社の近くでランチ、夜は飲みに行く。独身男性にありがちなパターンです。

これを改善するには、昼食を定食にして、朝食と夕食で動物性たんぱく質を摂るようにします。自炊をしなくても、たとえば朝食に豆乳やヨーグルト、ゆで卵を摂り入れる。夕食はスーパーマーケットに寄ってお刺身を買う。これだけでも糖質が減ってたんぱく質が摂れるので、体はどんどん変わっていくはずです。鈴木さんの場合は隠れ肥満ではないため、**たんぱく質を増やしたからといって、急に体重が増えることはありません**。

さらにヒアリングを重ねた結果、鈴木さんは**相当なヘビースモーカー**[10]だということがわかりました。休憩時間に5本、6本、立て続けに吸うこともあるようです。

実はこの喫煙習慣が、鈴木さんの栄養不足にさらに拍車をかけています。せっかく摂った栄養素を喫煙でさらに消費してしまっているのです。

POINT 10

禁煙も代謝を上げることになる

喫煙も、必要な栄養を消費してしまう原因のひとつです。もともと摂取量の足りないビタミンCは、体内の有害物質を排出することに使われてしまいます。食事の改善と合わせて、タバコの本数を減らすか、禁煙することを心がけましょう。

実例6 太っていることは年齢を言い訳にできない
——杉田誠一さん（仮名・55歳）の場合

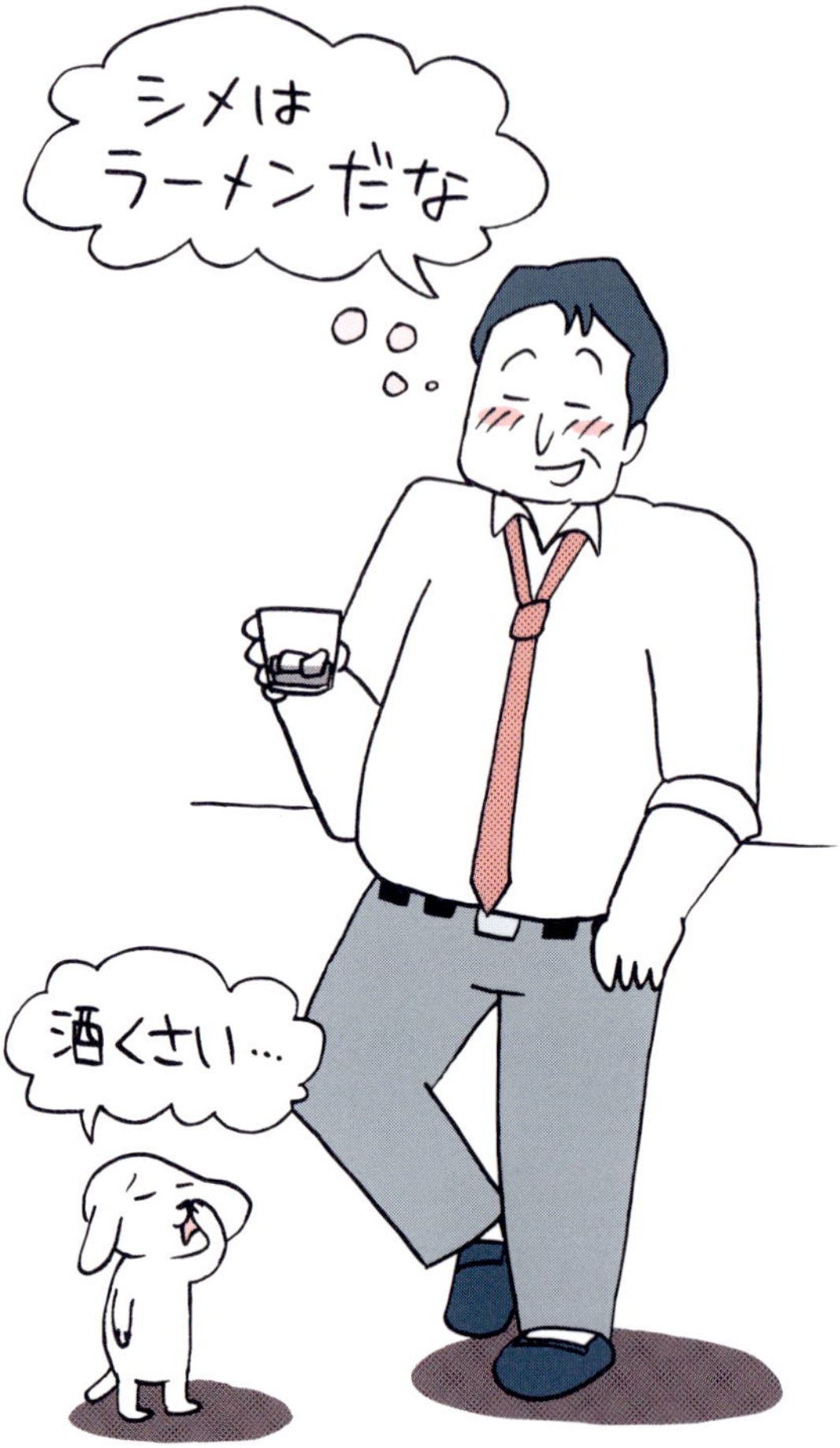

目標のスペック

身　　長：163cm
体　　重：58.7kg
体脂肪率：20.0%
脂 肪 量：11.74kg
LBM（除脂肪体重）：46.96kg
BMI（ボディマス指数）：22.09

現在のスペック

身　　長：163cm
体　　重：68.7kg
体脂肪率：29.8%
脂 肪 量：20.47kg
LBM（除脂肪体重）：48.23kg
BMI（ボディマス指数）：25.86

とある1週間のメニュー

	朝食	昼食	夕食
1日目	ご飯、ハムエッグ	カルビ丼、サラダ、冷奴（小）、わかめスープ	かつお・しめさば刺身、海老しんじょう、かきあげ丼、焼酎水割4杯
2日目	ご飯、ソーセージ1本、スクランブルエッグ	焼きさば、春雨サラダ、ひじき煮、ご飯、みそ汁、おしんこ	かつお・あじ刺身、稚鮎天ぷら、焼酎水割4杯
3日目	ご飯、ハムエッグ	つけ麺（チャーシュー、シナチク、ねぎ、なると、のり入り）	焼きそば、つまみ、焼酎水割4杯
4日目	ご飯、のりの佃煮	塩ワンタンメン、ご飯小	煮物、アメリカンドッグ、冷おでん、ゴーヤチャンプル、ご飯（小）、焼酎水割3杯
5日目	お茶漬け	助六寿司、ワンタンスープ	かつお・しめさば刺身、ちくわ磯辺上げ、焼酎水割4杯
6日目	スパゲティミートソース	BLTサンド（1/2）、サンドイッチ（1/2）、オニオンスープ	かにしゃぶ、たこしゃぶ、ご飯、缶チューハイ1本、焼酎お湯割3杯
7日目	うどん（かきあげ小、とろろこんぶ、ほうれん草入り）	ラーメン（チャーシュー1枚、ほうれん草、のり3枚）、ご飯	焼き肉、キムチ、みそ汁、ほか残り物、缶チューハイ1本、焼酎お湯割2杯

MoriTaku Advice

代謝が落ちる年齢だからこそ食事で上げる

改1善 朝食はご飯を半分にして豆腐や納豆をプラスする

一見、バランスの取れた1日の食事内容ですが、やはり炭水化物が多くなっています。年齢が上がるほどたんぱく質の吸収は悪くなり、一方で糖質はつきやすくなるので、高たんぱく・低糖質の食事を心がけましょう。

朝食のご飯を半分にし、その分たんぱく質が摂れる豆腐や納豆を増やしましょう。さらにご飯をしっかり噛んで食べます。卵を摂っているのは良いですね。

改2善 定食には卵、納豆など1品プラスして

2日目の昼食は、優秀な食事です。定食屋での食事の場合は、ご飯を少なめにして、卵や納豆など高たんぱくのものを1品プラスすると、さらに良いでしょう。

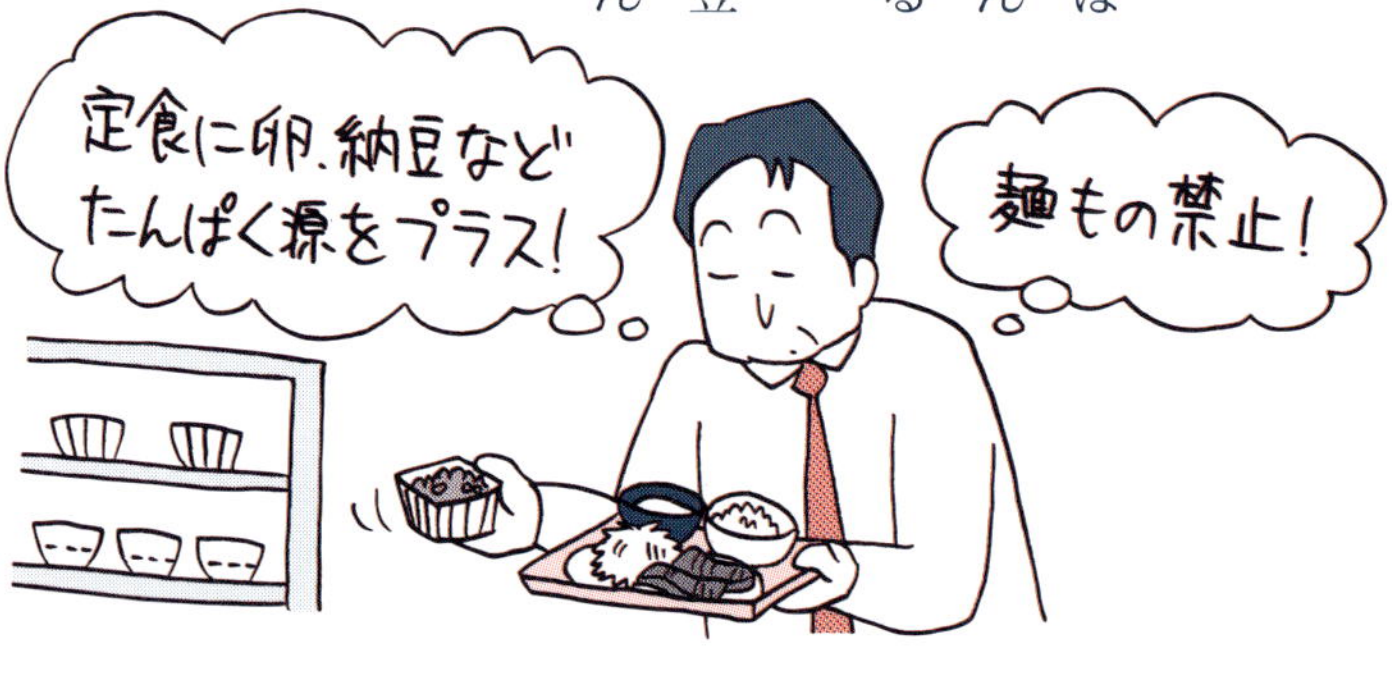
定食に卵、納豆などたんぱく源をプラス!
麺もの禁止!

手軽に摂れる昼食として、ラーメンやつけ麺などが多くなりがちです。しかし、ラーメンの昼食ではたんぱく質がまったく摂れていません。単品でお腹がいっぱいになってしまうものは避けましょう。

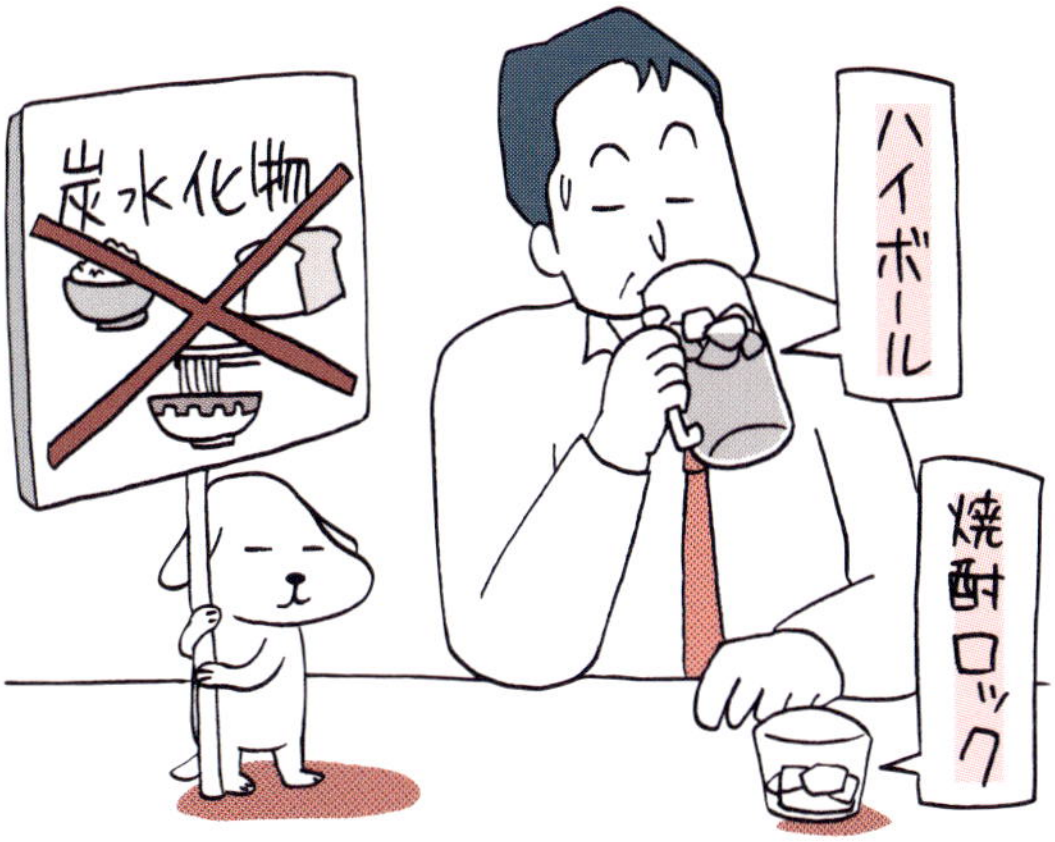

改善3 お酒を飲むときは炭水化物をカットする

毎晩のようにお酒を飲んでいますが、焼酎なのでOK。お酒を飲むときは焼酎やウイスキーなどの蒸留酒を選びます。週に1度、1本の缶チューハイを飲むくらいなら構いません。

しかし、お酒のおつまみに脂っこいものを選んだり、〆にお茶漬けやラーメンなどの炭水化物を頼んだりしないようにしましょう。お酒を飲むときは、炭水化物をカットする、という意識が大切です。おつまみは刺身、煮物などがおすすめです。

運動させるのが難しい人ほど『食事10割』が効く

嫌な運動をムリに行うくらいなら食事10割の方法が効果的

杉田さんの55歳という年齢から考えると、代謝はすでに落ちてしまっていると考えられます。このような場合、まず代謝をもとに戻すところから始めるようにしましょう。

もともと運動する習慣のない人が、急に運動を取り入れてもなかなか続かず、効果は低いといえます。運動したあとはお腹が空いたから、ジムの帰りに飲みに行って脂っこいものを食べて……。そんなことになるくらいなら、運動のことはいったん忘れて、**食事を改善することだけに意識を向けた**[11]ほうが、よっぽど効果的です。

年齢と共にたんぱく質の吸収は悪くなります。**低糖質で高たんぱくな食事にしないと、若い人に比べて体が変わりにくい**のです。炭水化物を一切カッ

POINT 11

食事の改善

食事内容を変えた場合、体調は比較的すぐ変わりますが、急にヤセていくことはありません。まずは「正しい食事」に改善する、という意識をもつと良いでしょう。

トし、動物性たんぱく質をどんどん摂っていけば変わるでしょう。

つまり、年齢が高いからこそ、必要な栄養素を摂るということを、より意識しなければならないのです。

食事を変えると、まず2キログラムは落ちる

杉田さんの場合、目標体重は現在からのマイナス10キロ。55歳で10キロ落とせたら、なかなかすごいことです。ただし、内臓脂肪は落ちやすいので、食事を変えれば1年くらいで目標が達成できます。

杉田さんは私のアドバイスを取り入れ、朝食はご飯の量を減らしてヨーグルトや卵、豆腐などのたんぱく質を摂ることができる食品を増やしました。お昼は定食を心がけているようなのですが、なかなかお店選びに苦労しているそうです。**夕飯はご飯をやめて、おかずのみにしました**[12]。今では、あんなに好きだったラーメンがあまり食べたくなくなったそうです。

食事改善から2週間、まずは2キロ減量しました。これは「はじめに」や109ページでもお話ししたように、むくみが取れてきたことによるもの。ここで終えてしまうのではなく、毎日の食事を少しずつ変えていくようにして、**自分に合った、長く続けられる食事方法を見つけていきましょう**。

POINT 12
ご飯をやめる
もともと夕飯に、炭水化物が占める割合が少なかったので、それをゼロにするのは難しいことではないでしょう。すべて満点にする必要はありません。60点を目指した食事にしましょう。

おわりに

代謝を上げるというと、筋力トレーニングやストレッチを行う、ホットヨガや半身浴で身体を温める、生姜紅茶や白湯を飲む、リンパマッサージや整体を受ける、などの方法をよく雑誌の特集で見かけます。これらを行うことで自然とヤセた！　という声をよく聞きますが、実際、根本的な解決になるか？　というと、そうではないと私は思うのです。

もちろん、効果はあると思いますし、ぜひそういったことにも取り組んでいただきたいとは思うのですが、何がベースかというと、やはりふだんの食事に対する向き合い方なのだと、私は確信しています。

食文化が充実し、よりおいしいものが生まれて、本来は危険察知の能力である五感をビリビリと娯楽のために使っているのが現代。

おいしそうな見た目、人工的な香り、さまざまな食感、そしてコクのある味つけ。加工食品で後づけされるこれらは、本来、自然界には存在しません。野生では、腐っていないか、毒ではないか、などを見た目、臭い、味で判断していました。それが快楽に転じるのですから、皮肉なものです。

狩猟採集などの必要もなく、運動も特別していない人たちが、五感を刺激する過剰な味つけの食べものを味わって、糖質と脂質といったエネルギーを必要以上に摂取することで、体の正常な機能を狂わせ、危険察知が鈍って病気になっていくのは、ある意味当然の結果。これぞメタボリックシンドローム（代謝異常）そのものでしょう。

ただし、代謝を上げる、つまり体内の機能を正常化させるのは、意外と簡単でシンプルなこと。エネルギーを必要量に抑える代わりに、摂りすぎた場合は調整する機能を取り戻すための栄養素をしっかりとっておく、簡単にいえばこれだけなのですから。

そしてそこには、糖質中心の食べものや酸化した油、添加物まみれの加工食品、ヘロヘロになるくらい多量のアルコール飲料などは存在しないということは、ご理解いただけるのではないでしょうか。

こういった食品をできるだけ避けるのはもちろん、では、美しい体のためには何が必要なのかを考えます。それは、体の構成要素である必要十分な量のたんぱく質、代謝機能を正常化させる良質な油脂、代謝機能を助ける補酵素であるビタミン・ミネラルです。

これらは、ラーメンやパスタ、アイスクリーム、揚げ物や、スナック菓子、パンなどから十分に得られるでしょうか？　当然できないことは、想像に難くないはずです。

間違ったものを食べてしまわないコツは、食事を、料理や商品名ではなくどの食材が必要なのかで考えること。そしてその食材をどのように調理するかを考えれば、自ずと必要な食事ができるようになります。

どれくらいたんぱく質を摂るべきか？　エネルギーはどれくらいに抑えるべきか？　具体的なところは、実はその人によってまったく異なります。これを五感でコントロールできるようになってくれば本物。ヤセようと思えばヤセられるし、反対に筋肉を増やして体重を増やすことなども、難なくできるようになります。つまり、自分の体を自由自在にデザインすることができるのです。

ただし、ヤセたいからといって、高カロリーな肉や魚や卵を食べないで、その代わりに栄養価の低い野菜を中心とした低カロリー食品ばかりを摂っていたら、いつまでたっても変わることはできません。

そう、ヤセたい人がまずやるべきことは、動物性食品をうまく取り入れていくことだったのです。それができたら、次は腸内を活性化させるために、発酵食品や食物繊維を取り入れていきましょう。ただし、腸内でこれらの栄養を適切に吸収するためには、私たち動物が最も取り入れやすい動物性食品をしっかりと摂取していくことが前提です。つまり、1にも2にも、まずはたんぱく質の摂取が必要だということをおわかりいただけたらと思います。

たんぱく質中心の食事をすることで、便秘などの心配をする人がいますが、動物性食品を250万年以上前から摂取していた私たち人類が、肉を適量食べることで腸内が腐敗し、便秘になって代謝が落ちるなんてことが、ふつう考えられるでしょうか。むしろ、これは単にたんぱく質を食べる量が少なすぎたり、脂質の摂取量が少なかったことによって起こる現象です。

逆に野菜の食べすぎによって便秘を起こす人も多いことから考えても、動物性食品が腸内を荒らし、便秘の原因であるとは限らないといえます。

では、代謝を上げるとどのようないいことがあるかというと、まずスタイルが良くなります。ヤセるのはもちろんのこと、筋肉もつきやすくなるからです。ガッチリ、ムキムキになるという意味ではなく、女性でいえば、しっかりヒップアップした女性的な体になれるということです。そして免疫が上がって病気になりにくくなり、体調が良くなります。顔色も良くなって、肌がツヤツヤし、体も軽くなります。

血流がよくなるので肩こりや腰痛から解放され、足腰が強くなります。

つまり、代謝を上げるということは、アンチエイジングそのものだということです。ヤセて体重が落ちればすべて良しだと思っている人たちは多いですが、残念ながら低カロリー栄養不足でヤセた人たちは、美しさが伴いません。若いころはそれでもなんとかなりますが、年齢が行ってからそれをしてしまうと、なんだか皮がたるみ、余計老けた印象になってしまいかねないのです。

しかし、十分なたんぱく質を摂取し、精製糖や過酸化脂質などの不要なエネルギーをしっかり減らせた人たちは、おかしなたるみもなく、パンッと皮膚が張った健康的で美しい体になることができます。

私は、「ヤセる（ただ体重を落とす）＝いいこと」というような極端ないまの風潮を払拭し、厳しい運動や食事制限をせずに、皆さんを健康にしながら、ムリなく理想のスタイルをつくるお手伝いをしていきたいと思っています。

本書が、これからの皆さまの健康的な食生活のきっかけになるのであれば幸いです。

今後も、健康に関する新しい話題や新開発の健康食品などが、たくさん出てくるかと思います。皆さまがそれに惑わされず、常にブレない食生活を送っていただけることを、心からお祈り申し上げます。

森 拓郎

STAFF

撮影	京介
イラスト	木下晋也
装丁・本文デザイン	尾山叔子
構成	江川知里
スタイリスト	竹下航
ヘアメイク	安藤有美
校正	玄冬書林
編集	野秋真紀子 佐藤友美(ヴュー企画)
編集統括	吉本光里 有牛亮祐(ワニブックス)

参考文献
『タンパク質はすごい!』石浦章一著／技術評論社
『「原始人食」が病気を治す』崎谷博征著／マキノ出版
『あなたは半年前に食べたものでできている』村山 彩／サンマーク出版
『40代からの「太らない体」のつくり方』満尾 正／三笠書房

「年齢とともにヤセにくくなった」と思う人ほど成功する

食事10割で代謝を上げる

著者 森拓郎

2015年 9月10日 初版発行
2015年12月25日 3版発行

発行者	横内正昭
編集人	青柳有紀
発行所	株式会社ワニブックス
	〒150-8482
	東京都渋谷区恵比寿4-4-9　えびす大黒ビル
	電話　03-5449-2711(代表)
	03-5449-2716(編集部)
	ワニブックスHP　http://www.wani.co.jp/
印刷所	凸版印刷株式会社
製本所	ナショナル製本

※本書で紹介した方法を実行した場合の効果には個人差があります。医師の治療を受けている方は、医師に相談の上、実行してください。

定価はカバーに表示してあります。

落丁本・乱丁本は小社管理部宛にお送りください。送料は小社負担にてお取替えいたします。

ただし、古書店等で購入したものに関してはお取替えできません。

本書の一部、または全部を無断で複写・複製・転載・公衆送信することは法律で認められた範囲を除いて禁じられています。

©TAKUROU MORI 2015
ISBN978-4-8470-9376-0